ADHS bei Frauen – den Gefühlen ausgeliefert

ADHS bei Frauen – den Gefühlen ausgeliefert

Doris Ryffel-Rawak

Doris Ryffel-Rawak

ADHS bei Frauen – den Gefühlen ausgeliefert

4., aktualisierte Auflage

hogrefe

Doris Ryffel-Rawak, Dr. med.
Ritterstr. 18E
3047 Bremgarten bei Bern
Schweiz
doryffel@bluewin.ch

Bibliografische Information der Deutschen Nationalbibliothek
Die Deutsche Nationalbibliothek verzeichnet diese Publikation in der Deutschen Nationalbibliografie; detaillierte bibliografische Daten sind im Internet über http://www.dnb.de abrufbar.

Anregungen und Zuschriften bitte an:
Hogrefe AG
Lektorat Psychologie
Länggass-Strasse 76
3000 Bern 9
Schweiz
Tel: +41 31 300 45 00
E-Mail: verlag@hogrefe.ch
Internet: http://www.hogrefe.ch

Lektorat: Dr. Susanne Lauri
Herstellung: Daniel Berger
Umschlagabbildung: Doris Ryffel-Rawak
Umschlag: Claude Borer, Riehen
Illustrationen/Fotos (Innenteil): Doris Ryffel-Rawak
Druck und buchbinderische Verarbeitung: Finidr s.r.o., Český Těšin
Printed in Czech Republic

3. Nachdruck 2024 der 4., aktualisierten Auflage 2017

(E-Book-ISBN_PDF 978-3-456-95824-8)
ISBN 978-3-456-85824-1
http://doi.org/10.1024/85824-000

Es gibt etwas,
was man an einem einzigen Ort in der Welt
finden kann.
Es ist ein großer Schatz,
man kann ihn die Erfüllung des Daseins nennen.
Und der Ort,
an dem dieser Schatz zu finden ist,
ist der Ort,
wo man steht.

Martin Buber

Meinen Patientinnen gewidmet.

Inhaltsverzeichnis

Geleitwort

Meine berufliche Beziehung und persönliche Freundschaft mit Doris Ryffel-Rawak hat 1996 begonnen, als wir uns erstmals am Internationalen Kongress über die Aufmerksamkeitsdefizit/Hyperaktivitätsstörung (CHADD) in Chicago, USA, getroffen haben.

An weiteren gemeinsamen Kongressen und per E-Mail haben wir uns immer wieder über diese komplexe Störung, die das Leben vieler unserer Patienten beeinträchtigt, ausgetauscht und unser Verständnis darüber vertieft. Ein Höhepunkt dieser Zusammenarbeit fand im August 2003 statt: Wir waren beide als Referenten am 1. Europäischen Kongress über ADHS im Erwachsenenalter in Oslo, Norwegen eingeladen. Schließlich trafen wir uns letztmals im November 2003 am 15. Internationalen Kongress der CHADD in Denver, USA, wo wir wiederum beide als Redner tätig sein durften.

In den Jahren, seitdem wir uns kennen, hat sich Doris ganz besonders mit der Thematik der ADHS bei Mädchen und Frauen befasst. Ihre Bücher, ihre Referate und die größer werdende klinische Erfahrung haben zu einer Vertiefung ihrer Kenntnisse und ihres Wissens beigetragen.

Als eine der ersten Verfasserinnen von aktuellen Büchern über die ADHS bei Erwachsenen im deutschen Sprachraum kommt ihre neueste Publikation gerade zur rechten Zeit. Auch in den deutschsprachigen Ländern gibt es nun vermehrt Ärzte, Forscher, Lehrer und Medienleute, die erkennen, dass bei der ADHS und ihren Begleiterkrankungen überwältigende Beweise für deren neurobiologische und genetische Grundlagen bestehen, die die Erklärungsversuche in der Tradition von Freud in den Hintergrund treten lassen.

Das Konzept des vorliegenden Buches umfasst das heutige moderne Verständnis über diese Störung. Im ersten Teil wird die ADHS allgemein beschrieben. Das Kapitel über die ADHS bei Mädchen wurde sachkundig durch den Ehemann der Autorin, Meinrad Ryffel verfasst. Im Hauptteil des Buches werden das Störungsbild der ADHS bei

Frauen und deren medizinische und psychische Begleiterkrankungen erläutert, und es wird gezeigt, worin sich die Störung bei Frauen von ihrem Auftreten bei Männern unterscheidet.

Es folgen Lebensläufe betroffener Frauen in ihren verschiedenen Lebensphasen, sowie über deren Therapie und was diese bewirken kann.

Dieses Buch ist nicht nur für Betroffene wichtig, sondern auch für Medizinstudenten, Ärzte, Psychologen, Lehrer und zudem für alle diejenigen, die sich mit Fragen der Gesundheit und Weiterbildung von Frauen befassen.

Michael F. Finkel
Assistant Clinical Professor of Neurology
The Ohio State University School of Medicine
Staff Neurologist, Cleveland Clinic Florida in Naples, Florida, USA

Vorwort und Dank

Gesundheit und Krankheit, diese Bezeichnungen werden allzu häufig als absolute Begriffe wahrgenommen. Dabei sind die Grenzen fließend und oft kann man bei sich selbst nicht sagen, ob gewisse Beschwerden schon Krankheitswert haben oder nicht. Geringfügige Abweichungen vom Normalen werden erst durch ängstliche Verstellungen oder wunschbedingt (nicht in die Schule oder zur Arbeit gehen wollen) zu Krankheiten gestempelt. Empfindsame Menschen neigen zu Angst, Willensschwäche, Traurigkeit: Ein Teufelskreis entsteht, und die an sich nicht wesentlichen Symptome führen zu einer verminderten Leistungsfähigkeit, werden überbewertet und beeinträchtigen die Lebensfreude. Die Frage «Krankheit oder Gesundheit» findet ihre Antwort in einem Prozess, in dem man sich bewusst wird, wie die eigene Persönlichkeit und Konstitution ausgebildet ist. Entsprechend wird ein Gleichgewicht angestrebt werden, das aus den gegebenen Faktoren folgt.

Gerade **bei der Aufmerksamkeitsdefizit/Hyperaktivitätsstörung (ADHS)** finden sich fließende Übergänge in Bezug auf Gesundheit und Krankheit. Die Ausprägung der Symptome und die individuelle Beeinträchtigung einer ADHS kann sich bei betroffenen Personen sehr unterschiedlich zeigen.

Wir leben nach wie vor in einer vorwiegend von Männern regierten Welt, in einer leistungsorientierten Gesellschaft, in der die Rolle der Frau immer noch vornehmlich mit dem Bild der Ehefrau und Mutter gleichgestellt wird. In den letzten Jahren wird diese Thematik in unzähligen Büchern aufgegriffen. Es ist eine Zeit des Umbruchs; das althergebrachte Rollenverständnis wird in Frage gestellt, Verunsicherung macht sich breit und Erklärungsmodelle sind gefragt. Es verwundert daher nicht, dass nun auch die Medizin dazu langsam Stellung bezieht. Krankheiten, die sowohl bei Frauen als auch bei Männern gleichermaßen auftreten, können je nach Geschlecht eine andere Symptomatologie aufweisen. Die ADHS mit ihren fließenden Übergängen zwischen Gesundheit und Krankheit, den vielen Begleiterkrankungen, den unterschiedlichen Verläufen und vor allem dem anderen Problemhintergrund bei Frauen und Männern lässt es als zwingend erscheinen, sich diesem Thema speziell bei Frauen zuzuwenden.

Es ist das große Verdienst von Sari Solden in ihrem 1995 erschienenen Buch «Women with Attention-Deficit-Disorder» (Deutsche Übersetzung: «Die Chaos-Prinzessin»), die ADHS erstmals von der Frauenseite her zu durchleuchten.

Seither wurde diese Thematik im deutschen Sprachraum meines Wissens nicht wieder aufgegriffen. So wage ich mich an die Arbeit und hoffe mit diesem Buch vielen betroffenen Frauen, ihren Partnern, aber auch ihren Ärzten/innen und Psychotherapeuten/innen eine hilfreiche Wegleitung vorzulegen.

Der Mensch, hier die Frau, muss lernen, sich zu entwickeln, sich zu vervollkommnen, angeborene Mängel zu kompensieren, sich von Schablonen fernzuhalten und dabei nie den Takt zu verlieren, das heißt immer sich selbst zu bleiben. Um dieses hochgesteckte Ziel zu erreichen, bedarf es der Selbsterkenntnis, eine notwendige Erfahrung, die dazu führen soll, ein mehr oder weniger ganzheitlich erfülltes Leben zu führen.

Mein Dank gebührt in erster Linie meinem Lektor Dr. Peter Stehlin. Als ich ihm davon erzählte, dass mich die ADHS-Problematik speziell bei Frauen interessiere und ich gerne darüber schreiben würde, war sein Kommentar: «Nichts wie ran». Mit diesen wenigen Worten sprach er das aus, was für jeden von uns so wichtig ist: Vertrauen, Anerkennung und Unterstützung für unsere Arbeit. Frau Monika Eginger hat als Nachfolgerin von Herrn Dr. Stehlin mit gleichem Engagement die Lektoratsarbeit beendet.

ADHS ist zu einem unserer Familienthemen geworden: Ohne die vielen Gespräche, Reisen an ADHS-Tagungen rund um den Globus zusammen mit meinem Mann, Dr. med. Meinrad Ryffel, der sich als Kinderarzt seit 30 Jahren dieser Thematik widmet und vielen kleinen und großen Mädchen (und natürlich auch Buben) geholfen hat, wäre dieses Buchvorhaben gar nie möglich geworden. Besonders freut es mich, dass mein Mann das Kapitel über die Mädchen geschrieben hat.

Mit vielen Kolleginnen durfte ich im Verlauf der letzten Jahre fruchtbare Diskussionen zum Thema Frauen und ADHS führen. Frau Prof. Dr. med. Brigitte Woggon ist auch dafür bekannt, dass sie Kolleginnen unterstützt, wo und wie sie nur kann. Affektive

Störungen verlaufen häufig parallel zu einer ADHS. Diesen Zusammenhang hat Brigitte Woggon früh erkannt, und dem entsprechend hat sie mich in meiner Arbeit gefördert. Ihre Hilfestellung ist von unermesslichem Wert. Frau Dr. med. Johanna Krause hat mit ihrem Mann, Prof. Dr. med. Klaus Henning Krause, das erste deutschsprachige Fachbuch zur ADHS im Erwachsenenalter herausgegeben. Seit vielen Jahren verbinden uns eine Freundschaft und das Thema ADHS. Erwähnen möchte ich aber auch Mrs. Ellen Apolant-Jacoby, Frau Dipl.-Psych. Cordula Neuhaus, Frau Sari Solden, MS, MFCC, Frau lic. phil. Joséphine Balken, sowie Frau Patricia Quinn M.D. und Frau Dr. med. Sandra Kooj. Ihnen allen gebührt mein Dank!

Aber was wäre ein ADHS-Buch über Frauen, wenn diese nicht wären? Allen meinen Patientinnen danke ich von Herzen für das entgegengebrachte Vertrauen und für die Erlaubnis, Auszüge aus ihren Lebensläufen veröffentlichen zu dürfen.

Vorwort zur 3. Auflage

Vor einigen Wochen traf ich mich mit meiner Lektorin vom Verlag Hans Huber zum Mittagessen, aber bald war die Wiedersehensfreude ein wenig in den Hintergrund gerückt, als nämlich Frau Eginger mir mitteilte, dass der Bestand der Bücher zu «ADHS bei Frauen» bald zur Neige ginge und sich eine neue, ergänzte Auflage aufdränge …

In ihrem Geleitwort zu meinem Buch «ADHS und Partnerschaft» haben Dr. Johanna Krause und Prof. Klaus-Hennig Krause geschrieben: «Dieses Buch ist mit Herzblut geschrieben …»; sie wussten damals noch nicht, dass sie den Nagel auf den Kopf treffen sollten und ich einige Monate später einen Herzinfarkt erleiden würde … und, um bei den Sprichwörtern zu bleiben: «Unkraut vergeht nicht (so schnell)»: So sitze ich wieder einmal vor meinem PC und schreibe, obgleich ich mir geschworen hatte, nie wieder etwas zur ADHS zu schreiben – so ist das halt mit dem Schwören, man sollte es tunlichst lassen …

Ich habe das «alte» Buch zur Hand genommen und mir überlegt, was ich Neues zu sagen hätte. Dabei ist mir wieder einmal eine meiner Patientinnnen zu Hilfe gekommen, sie meinte: «Ich finde die Berichte der einzelnen Frauen sehr gut, mit einigen konnte ich mich identifizieren, was ich jedoch vermisst habe, sind genauere Angaben zu den Strategien, wie Sie mit den einzelnen, betroffenen Frauen tatsächlich vorgegangen sind, was eigentlich weitergeholfen hat …» Mit diesem Einwand hatte ich meine Aufgabe erhalten. Ich hoffe, dass dieses ergänzte Buch der einen oder anderen von Ihnen, liebe Leserinnen, auf dem schwierigen Pfad der Lebensbewältigung als von ADHS Betroffene weiterhelfen wird.

Zu Beginn werde ich jedoch einen der Lebensberichte ergänzen, es handelt sich um «Eliane», den «ersten Fall» in diesem Buch. Eliane schrieb mir spontan vor einigen Monaten und erzählte, wie es ihr im Verlauf der Jahre ergangen war. Es liegt mir viel daran mit Ihnen dieses kleine «Wunder» zu teilen. Sie ist eine Patientin, bei der ich große Bedenken hatte, ob sie eines Tages doch noch ihren Weg im Leben finden würde und zufrieden und innerhalb gewisser Grenzen gesund werden könnte. Umso größer war meine Freude, als ich ihren Bericht las und feststellen durfte, dass wir nie die Hoffnung aufgeben dürfen.

Es wäre interessant gewesen, alle Patientinnen anzuschreiben und zu hören, wie sie ihr weiteres Leben gemeistert haben; mit einigen gibt es Kontakt, aber bei weitem nicht mit allen. Ich stehe jedoch unter Zeitdruck, der Verlag drängt … also bleibt dieses Unterfangen ein Projekt für einen späteren Zeitpunkt. Wer weiß, vielleicht ergibt sich daraus einmal ein weiteres Buch, ein Buch über «Erfolgsgeschichten trotz ADHS»?

Es ist mir ein Anliegen, allen meinen Patientinnen, und natürlich auch den Patienten, von Herzen zu danken: für das mir entgegengebrachte Vertrauen und dafür, dass ich ein Stück ihrer (Lebens-) Wege mitverfolgen durfte.

Meinem Mann gilt einmal mehr mein Dank für seine unermüdliche Geduld, seine Unterstützung und die wunderbare Zusammenarbeit.

Herzlicher Dank gebührt auch dem Verlag Hans Huber und im Besonderen Frau Monika Eginger für ihre Lektoratsarbeit und ihre immer wohlwollende, daher auch aufbauende Kritik.

ADHS – Allgemeiner Teil

Noch vor einigen Jahren war hierzulande die ADHS bei Erwachsenen unter Psychologen und Psychiatern eine völlig unbekannte Diagnose. Betroffene erhielten Diagnosen wie «atypische Depression», «Alkoholmissbrauch bei unstabiler Persönlichkeit», «Anpassungsstörung mit Störung des Sozialverhaltens», «Neurotische Selbstwertproblematik» und viele mehr, je nach Art und Ausmaß der vorliegenden Symptome.

Früher war die ADHS in der Schweiz als POS (Psychoorganisches Syndrom) und in Deutschland als HKS (Hyperkinetische Störung) – und als Krankheit vor allem bei Knaben und im Kindesalter bekannt. Mädchen wurden kaum erfasst, da Verhaltensauffälligkeiten bei fehlender Hyperaktivität nur selten zu beobachten sind. Mit einer Prävalenz von 5 bis 10 % ist die ADHS eine der häufigsten Störungen im Kindes- und Jugendalter. Heute wissen wir, dass ca. 50% aller ADHS-Betroffenen auch im Erwachsenenalter zum Teil unter schwerwiegenden Symptomen leiden, wobei vor allem die Problematik der Aufmerksamkeitsstörung bestehen bleibt. Obgleich das Verhältnis erfasster Männer zu Frauen im Erwachsenenalter ungefähr 1 zu 1 ist, werden im Kindesalter weiterhin wesentlich mehr Knaben als Mädchen diagnostiziert.

Die im Kindesalter zu beobachtenden Hauptsymptome sind die Beeinträchtigung der Aufmerksamkeit, das heißt eine Störung der Informationsverarbeitung im weitesten Sinn, die vermehrte Impulsivität und nicht obligat die motorische Hyperaktivität. Die Figuren des «Hans Guck in die Luft» und des «Zappelphilipps» im «Struwwelpeter» sind dafür sprechende Beispiele. Häufig ist die ADHS mit Teilleistungsstörungen wie Legasthenie und Dyskalkulie kombiniert.

Die klinische Diagnose sollte nach den Kriterien (vgl. **Tab. 1** auf S. 18) des amerikanischen DSM IV (Diagnostisches und Statistisches Manual Psychischer Störungen,1994) gestellt werden.

Tabelle 1: Diagnostische Kriterien für die Aufmerksamkeitsdefizit/Hyperaktivitätsstörung (ADHS) im Kindesalter

A. *Entweder müssen (1) oder (2) einzeln, resp. kombiniert zutreffen:*

(1) sechs (oder mehr) der folgenden Symptome von **Unaufmerksamkeit** sind während der letzten sechs Monate beständig in einem mit dem Entwicklungsstand des Kindes nicht zu vereinbarenden und unangemessenen Ausmaß vorhanden gewesen:

Unaufmerksamkeit:

a) beachtet häufig Einzelheiten nicht oder macht Flüchtigkeitsfehler bei den Schularbeiten, bei der Arbeit oder bei anderen Tätigkeiten,
b) hat oft Schwierigkeiten, längere Zeit die Aufmerksamkeit bei Aufgaben oder beim Spielen aufrechtzuerhalten.
c) scheint häufig nicht zuzuhören, wenn andere ihn/sie ansprechen,
d) führt häufig Anweisungen anderer nicht vollständig durch und kann Schularbeiten, andere Arbeiten oder Pflichten am Arbeitsplatz nicht zu Ende bringen (nicht aufgrund oppositionellen Verhaltens oder Verständnisschwierigkeiten),
e) hat häufig Schwierigkeiten, Aufgaben und Aktivitäten zu organisieren,
f) vermeidet häufig, hat eine Abneigung gegen oder beschäftigt sich häufig nur widerwillig mit Aufgaben, die länger dauernde geistige Anstrengungen erfordern (wie Mitarbeit im Unterricht oder Hausaufgaben),
g) verliert häufig Gegenstände, die er/sie für Aufgaben oder Aktivitäten benötigt (z.B. Spielsachen, Hausaufgabenhefte, Stifte, Bücher oder Werkzeug),
h) lässt sich öfter durch äußere Reize leicht ablenken,
i) ist bei Alltagstätigkeiten häufig vergesslich;

(2) sechs (oder mehr) der folgenden Symptome der Hyperaktivität und Impulsivität sind während der letzten sechs Monate beständig in einem mit dem Entwicklungsstand des Kindes nicht zu vereinbarenden und unangemessenen Ausmaß vorhanden gewesen.

Hyperaktivität:

a) zappelt häufig mit Händen oder Füssen oder rutscht auf dem Stuhl herum,
b) steht in der Klasse oder in anderen Situationen, in denen Sitzen bleiben erwartet wird, häufig auf,
c) läuft häufig herum oder klettert exzessiv in Situationen, in denen dies unpassend ist (bei Jugendlichen oder Erwachsenen kann dies auf ein subjektives Unruhegefühl beschränkt bleiben),
d) hat häufig Schwierigkeiten, ruhig zu spielen oder sich mit Freizeitaktivitäten ruhig zu beschäftigen,
e) ist häufig «auf Achse» oder handelt oftmals, als wäre er/sie «getrieben»,
f) redet häufig übermäßig viel;

Impulsivität:

g) platzt häufig mit den Antworten heraus, bevor die Frage zu Ende gestellt ist,
h) kann nur schwer warten, bis er an der Reihe ist,
i) unterbricht und stört andere häufig (platzt z.B. in Gespräche oder in Spiele anderer hinein)

B. *Einige Symptome der Hyperaktivität-Impulsivität oder Unaufmerksamkeit, die Beeinträchtigungen verursachen, treten bereits vor dem Alter von sieben Jahren auf.*

C. Beeinträchtigungen durch diese Symptome zeigen sich in zwei oder mehr Bereichen (z.B. in der Schule bzw. am Arbeitsplatz und zu Hause).

D. Es müssen deutliche Hinweise auf klinisch bedeutsame Beeinträchtigungen der sozialen, schulischen oder beruflichen Funktionsfähigkeit vorhanden sein.

E. Die Symptome treten nicht ausschließlich im Verlauf einer tiefgreifenden Entwicklungsstörung, Schizophrenie oder einer anderen psychotischen Störung auf und können auch nicht durch eine andere psychische Störung besser erklärt werden (z.B. affektive Störung, Angststörung, dissoziative Störung oder eine Persönlichkeitsstörung).

Entsprechend diesen Kriterien werden die drei Hauptformen der ADHS unterschieden:

- das Vollbild, bei dem sowohl Symptome der Aufmerksamkeitsstörung als auch der Hyperaktivität vorliegen (1 und 2).
- die vorwiegende Aufmerksamkeitsstörung ohne Hyperaktivität/ Impulsivität (1).
- die vorwiegende Hyperaktivitätsstörung mit Impulsivität ohne große Aufmerksamkeitsprobleme (2).

Voraussetzung für die Diagnose ist der Beginn im frühen Kindesalter, die Chronizität und die Persistenz der Symptome und daraus entstehende ernsthafte Probleme in verschiedenen Lebensbereichen.

Die ADHS wird als bio-psycho-soziales Phänomen verstanden. Auf der Grundlage einer neurobiologischen Prädisposition kann sich je nach psychischer Veranlagung und bestehenden Umweltfaktoren eine ADHS entwickeln. Tatsache ist, dass es sich bei der ADHS um ein eigenständiges Krankheitsbild handelt, welches in den verschiedensten Ländern und Kontinenten eine ähnliche Prävalenz aufzeigt. Obwohl kein Labortest zur Diagnosestellung zur Verfügung steht (das Gleiche gilt für die meisten psychiatrischen Störungen), kann von einer biologischen Grundlage ausgegangen werden. ADHS-betroffene Menschen weisen Beeinträchtigungen in verschiedenen Lebenssituationen auf und diese betreffen nicht nur den Patienten selber, sondern auch seine Angehörigen und nächsten Bezugspersonen. Die Komorbiditätsrate ist bei der ADHS hoch, das heißt Begleiterkrankungen wie Depressionen, Angststörungen, bipolare Störung und Suchtmittelabhängigkeiten sind häufig anzutreffen.

Es besteht eine Wechselwirkung zwischen den einzelnen Ursachen, die eine ADHS ausmachen. Prozentuale Anteile können dabei nicht ausgemacht werden, die individuelle Anlage und die Lebensumstände sind für den Ausprägungsgrad der ADHS eines betroffenen Menschen mitbestimmend.

Die Forschung ist im Fluss, Studien die sich mit der Ätiologie befassen, sind laufend im Gang. Endgültige Ergebnisse, die eine eindeutige Klarheit aufzeigen, sind noch nicht vorhanden. Die heutigen Forschungsergebnisse lassen jedoch die Annahme zu, dass es sich bei der ADHS um eine vorwiegend genetisch bedingte Störung handelt. Mehrere Zwillingsstudien belegen dies, zudem berichten Mütter und/oder Väter nicht selten bei der Abklärung ihres Kindes darüber, dass sie dieselben Schwierigkeiten in ihrer Kindheit erlebt haben. Wenn familienanamnestisch weiter nachgeforscht wird, fällt auf, dass zum Teil bereits in der Groß- oder Urgroßeltern-Generation ähnliche Störungen bekannt waren oder zumindest von psychischen Auffälligkeiten erzählt worden ist.

Neue bildgebende Verfahren (Brain-Imaging-Methoden wie SPECT, PET und fMRI) zeigen, dass bei ADHS-Betroffenen in Teilen des Frontalhirns, in den Stammganglien und im Kleinhirn eine primär verminderte Aktivität vorzuliegen scheint. Messungen nach Gabe von Methylphenidat (Ritalin) zeigen zudem, dass sich während der Medikamenteneinwirkung diese verminderte Hirnaktivität vorübergehend normalisiert. Weiterführende Untersuchungen haben ergeben, dass vor allem gewisse Anteile der Neurotransmittersysteme von Dopamin und Noradrenalin in ihrer Grundaktivität vermindert sind. Auffälligkeiten bei Dopamintransportern und -rezeptoren sind nachgewiesen worden, neue MRI-Untersuchungen weisen zudem bei erwachsenen ADHS- Betroffenen diskrete Volumendefizite in den oben beschriebenen Hirnregionen nach. Alle diese Untersuchungsmethoden sind vorläufig noch nicht für eine Routinediagnostik geeignet.

Zusammengefasst gehen weltweit die meisten Forscher davon aus, dass primär im Bereich des Katecholaminstoffwechsels (Stoffwechsel der chemischen Botenstoffe) einiger Neurotransmittersysteme (vor allem Dopamin und Noradrenalin, zum Teil auch Serotonin) eine komplexe Dysregulation besteht, die wahrscheinlich das Krankheitsbild der ADHS erklärt und im weitesten Sinn zu einer inadäquaten Informations- und Reizverarbeitung führt.

ADHS bei Mädchen

Dr. med. Meinrad Ryffel

Obwohl ich seit über 30 Jahren ADHS-Kinder betreue und genau weiß, dass Mädchen im Kindesalter allzu selten erfasst und diagnostiziert werden, machen die Mädchen in meiner Kinderarztpraxis dennoch nur einen kleinen Anteil unter meinen zahlreichen ADHS-Kindern aus: So finden sich gegenwärtig bei 32 medikamentös behandelten Vorschulkindern nur zwei Mädchen und der Anteil unter 335 ADHS-Kindern, die ich per Ende 2000 erfasst hatte, betrug lediglich 44, d.h. 13%. Diese Beobachtungen gehen mit den Erfahrungen vieler weiterer Ärzte einher und werden so auch immer wieder in wissenschaftlichen Studien erhoben.

Die Gründe dafür sind vielfältig:

Noch ist weiterhin die ADHS für viele Leute eine Störung verhaltensauffälliger Knaben im Sinne des Zappelphilipps und Störenfrieds, entsprechend sind auch die meisten Fragebogen für ADHS bisher mehrheitlich mit Befunden von Knaben erstellt worden.

Dazu kommt, dass in der für viele europäische Länder gültigen ICD-10 Klassifizierung der WHO die Kriterien der Hyperaktivität im Gegensatz zur amerikanischen Einteilung für eine Diagnosestellung immer noch verbindlich sind, das heißt ohne Hyperaktivität soll eine Diagnose ADHS gar nicht gestellt werden. Diese Auffassung wird auch heute noch in vielen Medien und durch wenig informierte Fachleute so vertreten. Zudem ist nicht nur im «Struwwelpeter» sondern auch im Alltag der «Zappelphilipp» tatsächlich weit häufiger anzutreffen als hyperaktive Mädchen, die überdies nicht selten im Sinne der «roten Zora» oder von «Pippi Langstrumpf» mehr durch ihre originellen und spontan-impulsiven Handlungen als durch eine störende Hyperaktivität auffallen und somit auch seltener eine Behandlung benötigen.

Auch das Auftreten schwerwiegender Symptome vor dem 7. Lebensjahr ist bei Mädchen viel weniger häufig als bei Knaben.

Demgegenüber ist das zentrale Problem einer allgemein gestörten Informationsverarbeitung dieser Kinder, wie es seit 1980 mit dem Konzept der Aufmerksamkeitsdefizitstörung beschrieben wird, weiterhin noch viel zu wenig bekannt, so dass Mädchen mit einer ADHS (wie übrigens auch der ‹Hans-Guck-in-die-Luft›) nicht oder erst viel später erkannt werden.

Wie in den später folgenden Beispielen von Frauen in diesem Buch zu lesen ist, sind diese als Mädchen schon immer «anders» und auffällig gewesen und haben meist unter ihren Schwächen bereits stark gelitten, wurden aber nie richtig erfasst, diagnostiziert oder gar behandelt.

Natürlich hoffe ich als Kinderarzt, dass ich durch eine frühzeitige Erkennung und allfällige Behandlung vorbeugend tätig sein kann und diesen betroffenen Mädchen ermögliche, dass sie gemäß ihrem Begabungspotential und entsprechend den individuellen Fähigkeiten ein möglichst erfülltes Leben führen können. Zahlreiche Langzeitbeobachtungen (vor allem natürlich bei Knaben!) aus meiner Praxis scheinen das zu bestätigen.

Vorwiegend hyperaktive Mädchen sind – wie bereits ausgeführt – recht selten anzutreffen und werden wie Knaben vor allem wegen ihrer Verhaltensauffälligkeiten zu einer Abklärung zugewiesen und dabei heute relativ häufig auch medikamentös unterstützt.

Viel weniger fallen jedoch die ruhigen, träumerischen Kinder – und dies betrifft nun vorwiegend Mädchen – auf, die vor allem mit dem Schuleintritt und den dabei rasch ansteigenden Leistungsanforderungen zunehmend Probleme bekommen. Für solche Mädchen hat der kanadische Kinderarzt Falardeau den treffenden Ausdruck der «enfants lunatiques» geprägt. Es sind Mädchen, die durch ihr langsames Arbeiten, ihr Tagträumen und vor allem wegen ihrer konstanten Konzentrationsprobleme in der Schule auffallen, die zu Hause rasch ausrasten und wo die Hausaufgabensituation täglich zum familiären Drama werden kann. Daneben sind es aber auch kreative, spontane, häufig etwas eigenwillige, sozial nicht immer gut eingebundene Mädchen, die in der Schule aber sukzessive ihre Lebensfreude verlieren, zum Teil richtig verkümmern oder gar depressiv werden. Solche Mädchen können natürlich kaum ein stabiles Selbstwertgefühl aufbauen.

Und nicht selten wird aus dem für die Umwelt so «braven», wahrscheinlich auch etwas «dummen» oder gar «faulen» Mädchen in der

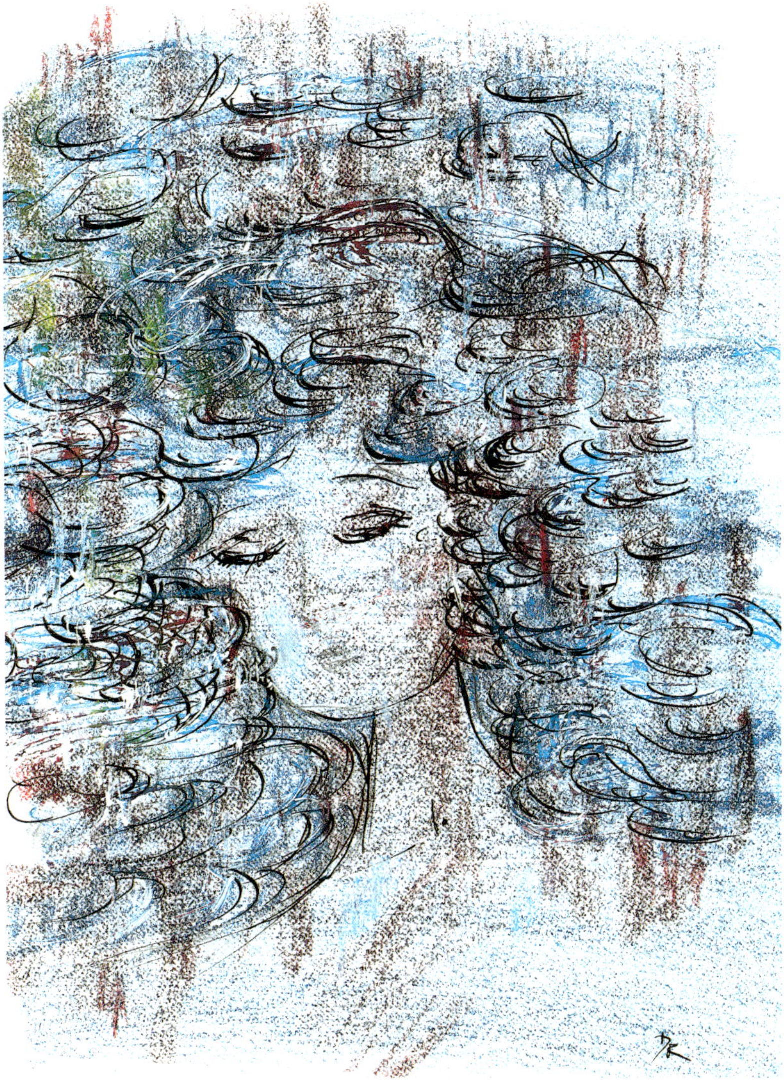

Träume sind Schäume

Pubertät eine unglückliche junge Frau mit eventuell frühzeitigem Drogenkontakt, Depressionen oder einer ungewollten Schwangerschaft.

Zur Erfassung dieser vorwiegend aufmerksamkeitsgestörten Mädchen ist die Kenntnis des Krankheitsbildes ADHS unumgänglich. Es ist wichtig, dass Lehrer und auch Eltern wissen, dass das Bild des wenig verhaltensauffälligen ADHS-Mädchen wirklich existiert und dass es möglich ist, mit einer geeigneten Behandlung ganz entscheidend zu helfen.

Glücklicherweise habe ich so schon wiederholt Schwestern von typisch hyperaktiven ADHS-Knaben erfassen und behandeln können, weil solche Eltern durch die Kenntnisse der ADHS beim Bruder gut über das vielfältige Krankheitsbild informiert waren.

Wegen der bekannten familiären Belastung sehe ich auch immer wieder weitere Verwandte von bereits erfassten Patienten. (So kommt nach einer gemeinsamen Familienfeier plötzlich die Cousine eines mir bereits bekannten Mädchens mit den genau gleichen Schwierigkeiten …).

Auf Grund von Abklärungen bei Erwachsenen sehe ich in den letzten Jahren auch vermehrt Mädchen, bei deren Mutter eine ADHS diagnostiziert wurde. Solche Mütter möchten nun ihrer Tochter ihren lang durchgemachten Leidensweg möglichst ersparen.

Die Kombination von Teilleistungsstörungen (Legasthenie und Dyskalkulie) mit ADHS ist bekanntlich häufig, so dass mir immer wieder auch Mädchen mit einer «therapieresistenten» Legasthenie zur Abklärung zugewiesen werden, dies mit der Frage, ob nicht zusätzlich eine ADHS vorliegen könnte. So wie bei ADHS immer an zusätzliche Teilleistungsstörungen gedacht werden muss, gilt auch das Umgekehrte, da diese Kombination häufig anzutreffen ist.

Obwohl die Diagnose in vielen Fällen durch die typische Krankheitsgeschichte zu vermuten ist, sollte eine ADHS-Abklärung immer umfassend und gründlich erfolgen. Es ist nicht möglich, in einer halben Stunde mit wenigen Fragen und Untersuchungen eine ADHS-Diagnose zu stellen! Auch wenn es bisher keinen einzelnen Test oder eine Untersuchung gibt, die für eine Diagnose alleine typisch sind, lassen die Kenntnis der bisherigen Lebensgeschichte, die Summe aller Einzeluntersuchungen, die Auswertung störungsspezifischer Fragebogen, ein ausführliches Interview und eine umfassende psychologische Abklärung die Diagnose meist zuverlässig stellen. Hinzu kommt, dass beim vorwiegend aufmerksamkeitsgestörten Mädchen in den zur Verfügung stehenden Testverfahren zu Aufmerksamkeitsleistungen häufig doch ganz auffallende Resultate festgestellt werden können.

In der von den Eltern geschilderten Lebensgeschichte wird nicht selten über folgende typische Symptome berichtet, die Cordula Neuhaus in einer kleinen Broschüre («Das Träumerchen») schön dargestellt hat. **Tabelle 2** basiert zum Teil auf diesem Artikel und auch auf meinen Erfahrungen.

Tabelle 2: Typische Symptome für die vorwiegende Aufmerkamkeitsdefizitstörung im Kindesalter

- Als Baby häufig ausgesprochen friedlich und «pflegeleicht»
- Zum Teil sehr eigenwillige Trink- und Essgewohnheiten, die sich lange hinziehen können
- häufig verspätete Sauberkeitsentwicklung
- lange werden Fingernägel gekaut oder Haare gedreht (= Zeichen von Selbststimulation)
- scheint nie aus Erfahrung zu lernen, häufig auch ein ausgeprägter Dickkopf
- bei Überforderung durch zu viele Reize starkes und anhaltendes Schreien
- lässt sich zum Teil nur sehr schwer beruhigen
- liebt es, immer und immer wieder die gleiche Geschichte oder eine Musikkassette zu hören
- Automatismen müssen 10 bis 15 mal so lange eingeübt werden, bis sie endlich «sitzen»
- Lieben es, immer und immer wieder die gleichen Rollenspiele durchzuführen
- Rasche Überforderung in Spielgruppe und Kindergarten, ziehen sich zurück und spielen immer das Gleiche in der gleichen Ecke
- Kann sich zum Teil stundenlang in etwas vertiefen und lässt sich dabei durch nichts stören oder ablenken
- Kapiert und begreift vieles erst nach unzähligen Wiederholungen
- Scheint nicht zuzuhören, weiß nicht, wann es an der Reihe ist
- Häufig fein- und grobmotorische Schwierigkeiten
- Vergisst, verlegt, verliert und kann sich an nichts erinnern
- Hat große Mühe mit Hausaufgaben
- Zeigt allgemein ein langsames Arbeitstempo
- Wird mit zunehmendem Alter depressiv, verängstigt und eingeschüchtert
- Kritik wird durch die vorhandene Hypersensibilität als Drama empfunden, ist rasch beleidigt und weint häufig, zieht sich ins Schneckenhaus zurück
- Je mehr ermahnt, erklärt und unterstützt wird, desto schlimmer wird es
- Weder Versprechungen noch Belohnungen noch Strafen scheinen zu helfen
- Häufig reaktive Bauch- und Kopfschmerzen
- Typisch sind paradoxe Reaktionen auf Beruhigungsmittel

Die amerikanische Psychologin Kathleen Nadeau hat 1999 in einem Workshop an der CHAAD-Conference eine bisher nicht normierte Checkliste (= **Tab. 3**) vorgestellt, die sich bei mir in der täglichen Arbeit in der Praxis gut bewährt hat:

Tabelle 3: Checkliste für ADS-Mädchen mit typischen Befunden aus der Anamnese, bisher nicht wissenschaftlich standardisiert!

1. Während Klassenarbeiten bin ich meistens die Letzte.
2. Ich träume oft in den Tag hinein.
3. Während der Lehrer spricht, sind meine Gedanken rasch anderswo.
4. Ich habe Hemmungen vom Lehrer gefragt zu werden, weil ich häufig nicht ganz sicher bin, um was es sich bei der Frage handelt.
5. Ich bin in der Klasse eingeschüchtert, weil ich häufig nicht genau weiß was ich zu tun habe.
6. Ich fühle mich in der Klasse unwohl.
7. Gegenüber meinen Klassenkameraden bin ich scheu.
8. Wenn ich etwas weiß und dies sagen möchte, fällt mir dies schwer.
9. Ich habe große Mühe, mit den Hausaufgaben zu beginnen.
10. Ich habe immer wieder Probleme, weil ich in der Klasse schwatze oder kichere.
11. Ich vergesse, welche Hausaufgaben ich zu machen habe, oder vergesse Sachen von zu Hause in die Schule zu bringen.
12. Ich habe Schwierigkeiten, mich an alle erfolgten Erläuterungen für Aufgaben zu erinnern.
13. Ich habe Schwierigkeiten, mich beim Lesen für mehr als einige Minuten zu konzentrieren.
14. Auch wenn ich mich für eine Prüfung gut vorbereitet habe, bin ich in der Prüfungssituation blockiert und habe alles vergessen.
15. Ich warte bis zum letzten Augenblick, um eine Aufgabe zu beginnen.
16. Ich bin mit meinen Hausaufgaben häufig verspätet.
17. Ich vergesse, die für die Hausaufgaben notwendigen Bücher und Hefte mit nach Hause zu nehmen.
18. Ich habe häufig keine Zeit, mir die Hausaufgaben aufzuschreiben.
19. Ich fühle mich viel häufiger innerlich verletzt als andere Mädchen.
20. Ich schäme mich häufig in der Schule.
21. Häufig möchte ich am liebsten weinen.
22. Ich habe das Gefühl, auch im Sport zu versagen.
23. Ich hasse es, mit anderen Mädchen zu wetteifern.

24. Häufig habe ich das Gefühl, dass ich immer versage.
25. Ich habe Mühe, mein Pult in Ordnung zu halten.
26. Meine Eltern sagen, dass mein Zimmer sehr unordentlich sei.
27. Meine Eltern ärgern sich über Dinge, die ich ohne böse Absicht getan habe.
28. Meine Eltern sind verärgert, wenn ich Dinge vergesse zu tun, die sie mir aufgetragen haben.
29. Ich habe häufig Bauch- und Magenschmerzen.
30. Ich habe häufig Kopfschmerzen.
31. Ich verspäte mich häufig für die Schule oder bei Verabredungen.
32. Ich verpasse häufig den Bus oder die Straßenbahn.
33. Ich habe Mühe, morgens früh aufzustehen.
34. Meine Eltern haben das Gefühl, dass ich morgens sehr viel Zeit brauche, um mich für die Schule vorzubereiten.
35. In der Klasse werde ich häufig abgelenkt.
36. Ich liebe es nicht, wenn jemand in meiner Nähe mit dem Bleistift klopft oder mit dem Radiergummi spielt.
37. Wenn ich versuche meine Hausaufgaben zu machen, werde ich von vielen Dingen abgelenkt, so vom Ticken einer Uhr oder vom Singen eines Vogels draußen.
38. Ich wünschte mir, mein Lehrer wüsste, wie sehr ich mich eigentlich um alles bemühe und mich anstrenge.
39. Manchmal ist der Lehrer über mich verärgert, ohne dass ich genau weiß warum.
40. Häufig ermahnen mich die Eltern, ich sollte mir mehr Mühe geben.
41. Häufig kann ich die vorgegebene Zeit nicht einhalten.
42. Mein Schultornister ist unordentlich.
43. Ich liebe es nicht, in ein überfülltes Geschäft zu gehen.
44. Wenn ich mit meinen Eltern einkaufen gehe, kommt es oft vor, dass ich bei etwas verweile und mich die Eltern rufen nun mitzukommen.
45. Ich brauche übermäßig Zeit, um verlegte Dinge zu suchen.
46. Meine Eltern sagen, ich sei sehr kreativ.
47. Wenn andere Mädchen in der Klasse über etwas lachen, weiß ich häufig nicht, um was es sich handelt.
48. Manchmal läuft ein Mädchen von mir weg, ohne dass ich weiß warum.
49. Ich profitiere davon, wenn jemand bei mir sitzt, wenn ich meine Hausaufgaben mache, ohne dass mir diese Person dabei helfen muss.
50. Manchmal vergesse ich zu essen.
51. Manchmal warte ich bis zum letzten Moment, bevor ich auf die Toilette gehe.
52. Ich fühle mich nie müde, wenn mich meine Eltern ins Bett schicken.

53. Ich brauche in der Regel lange um einzuschlafen.
54. Videogames könnte ich stundenlang spielen.
55. Bei den Mahlzeiten habe ich nicht immer Hunger.
56. Oft sage ich, dass ich etwas «in einer Minute» machen werde, ohne dass ich es dann wirklich mache.
57. Wenn ich mich einer Gruppe anschließen möchte, weiß ich nicht recht, wie ich das machen soll.

Neben der Erhebung einer ausführlichen Krankheitsgeschichte ist der Einsatz von störungsspezifischen Fragebogen für verschiedene Bezugspersonen (zumindest Eltern und Lehrerin/Kindergärtnerin) zu fordern. Da die DSM IV-Kriterien vor allem für Mädchen zu wenig spezifisch sind, hat der bekannte amerikanische ADHS-Spezialist Tom Brown nach seinen bereits seit Jahren bekannten Brown-ADD-Scales für Erwachsene nun auch solche für Klein- und Schulkinder entwickelt, die sowohl für (vorerst allerdings nur amerikanische!) Knaben wie auch für Mädchen normiert worden sind. Seit 2 Jahren setze ich diese mit Erlaubnis des Autors auch in meiner Praxis ein und kann so auf Grund der beobachteten Schwierigkeiten die zugrunde liegenden Probleme noch besser erfassen und bewerten.

In diesem Fragebogen werden die folgenden 6 Hauptbereiche erfasst:

1. Handlungsplanung und Selbstorganisation
2. Konzentration mit Daueraufmerksamkeit und geteilter Aufmerksamkeit
3. Motivation, Arbeitsgeschwindigkeit und Wachheit («Vigilanz»)
4. Emotionale Labilität und Stimmungsschwankungen (bei Mädchen sehr häufig und typisch!)
5. Gedächtnisleistungen: Schwierigkeiten mit dem Kurzzeitgedächtnis und mit dem Abrufen von Informationen aus dem Langzeitgedächtnis
6. Bewegungsverhalten, Hyperaktivität

Schwierigkeiten in diesen Bereichen sollten von mehreren Bezugspersonen in verschiedenen Lebensbereichen beobachtet werden (das heißt also sowohl zu Hause wie auch in der Schule). Interessant ist, dass sich jugendliche Mädchen im Selbstbeurteilungsbogen in der Regel wesentlich objektiver darstellen als dies männliche Jugendliche tun.

Die von mir durchgeführten Testuntersuchungen umfassen je nach Alter unterschiedliche typisch monotone, das heißt nicht stimulierende, wenig anspruchsvolle Papier- und Bleistifttests, die Aufmerksamkeit und Konzentration beurteilen lassen. Es sind dies vor allem

- Frankfurter Konzentrationstest (Äpfel-Birnentest für Vorschulkinder)
- Zahlensymboltest A und B aus dem HAWIK III
- bp-Test nach Esser
- d2-Test nach Brickenkamp
- FAIR-Test für Jugendliche

Für die Diagnostik von aufmerksamkeitsgestörten Kindern hat sich bei mir zudem besonders der von Lauth entwickelte Dortmunder Aufmerksamkeitstest bewährt, der in einem komplexeren Handlungsablauf, die Aufmerksamkeit und Strategieentwicklung, ein allfällig impulsives Lösungsverhalten und vor allem auch das Arbeitstempo beurteilen lässt.

Obwohl die von mir durchgeführten Computertests vor allem die Knaben begeistern (so dass diese dabei nicht selten wegen der Stimulation und Motivation völlig unauffällige Ergebnisse zeigen können!), geben sowohl der altbewährte Gordon Diagnostic System-Computertest (Prinzip des «Continuous Performance Test») wie auch ein neu entwickelter Test der Harvard Medical School (M-Mat-Test, bei dem mit einer Infrarotkamera zusätzlich das Bewegungsverhalten erfasst werden kann) auch bei Mädchen immer wieder erstaunlich auffällige und so gut verwertbare diagnostische Hinweise. Gerade für Mädchen im Jugendalter, die zum Teil ihre Problematik verdrängen, respektive nicht wahrhaben wollen, sind solche objektivierbare Befunde zur Erklärung und auch Akzeptanz der Diagnose sehr hilfreich und wichtig.

Durch die in meiner Praxis tätigen Kinderpsychologinnen wird in der Regel zusätzlich eine umfassende schul-, resp. entwicklungspsychologische Untersuchung durchgeführt, die meines Erachtens zur

Diagnosestellung einer ADHS im Kindesalter unerlässlich ist. Selbstverständlich sind immer differentialdiagnostisch die familiären, sozialen und weiteren Umstände zu berücksichtigen.

In einem gemeinsamen Gespräch mit Kind, Eltern, Psychologin und Arzt wird nach diesen ausführlichen Untersuchungen eine Beurteilung durchgeführt und ein Behandlungsplan aufgestellt:

Neben verhaltenstherapeutischen und pädagogischen Maßnahmen wird in meiner Praxis häufig ein Medikationsversuch eingeleitet. Diese Medikation mit Stimulanzien kann bei korrekter und individuell richtiger Durchführung in vielen Fällen die Aufmerksamkeitsleistung und Konzentrationsfähigkeit ganz entscheidend verbessern. Gerade beim vorwiegend aufmerksamkeitsgestörten Mädchen geht es ja nie darum, ein störendes Verhalten zu beseitigen («Ruhigstellung» der Kinder), sondern darum, die Informationsverarbeitung zu verbessern. Dies gelingt bei richtig durchgeführter ganz individueller Dosierung der Medikation recht häufig.

Für viele Mädchen ist die nachfolgende Beurteilung einer 15-jährigen Gymnasiastin durch eine erfahrene Lehrerin ganz typisch:

Endlich wird nun meine Schülerin seit einigen Monaten auch medikamentös behandelt. Dass ihr damit geholfen werden kann, merken wir Lehrer ganz deutlich: ***Aus einer konfusen, unkonzentrierten Schülerin wird ein denkender Mensch, der sich mitteilen kann, das ist wunderbar zu erleben!***

Die ADHS bei Frauen – Spezieller Teil

Alternative

Ich lebte auf einer Wolke
einem fliegenden Teller
und las keine Zeitung.

Meine zärtlichen Füße
gingen die Wege nicht mehr,
die sie nicht gehen konnten.

Einander tröstend
wie zwei Tauben
wurden sie jeden Tag kleiner.

Gewiss ich war unnütz

Der Wolkenteller zerbrach
ich fiel in die Welt
eine Welt aus Schmirgelpapier

Die Handflächen tun mir weh
Die Füße hassen einander.
Ich weine

Ich bin unnütz.

Hilde Domin

In diesem Gedicht von Hilde Domin wird zutreffend zum Ausdruck gebracht, wie es vielen ADHS-betroffenen Frauen ergeht, bevor sie zu ihrer Diagnose kommen. Es sind die Träumerinnen, die Unaufmerksamen, die, die das Leben nicht bewältigen können, eine negative

Selbstwahrnehmung haben und sich unnütz fühlen. Die Welt, in die sie hineingeboren wurden, ist für sie schroff und rau, sie sind traurig, werden depressiv und weinen.

Warum werden auch heute noch viel weniger Mädchen auf ADHS abgeklärt, diagnostiziert und therapiert als Knaben? Noch bis vor wenigen Jahren wurden vor allem die Knaben als ADHS-Betroffene deshalb diagnostiziert, weil sie durch ihr Verhalten besonders auffallen. Hyperaktiv, impulsiv, sozial nicht anpassungsfähig und konzentrationsschwach stören sie den Unterricht, finden ihren Platz im Klassenverband nicht und werden so frühzeitig von den Eltern und Lehrkräften dem Kinderarzt oder dem schulpsychologischen Dienst überwiesen.

Fachleute in den USA haben die Entwicklung dieser ADHS-betroffenen Kinder verfolgt und sind zum Schluss gekommen, dass sich die ADHS während der Pubertät nicht «auswächst», wie es früher angenommen wurde, sondern dass diese neurobiologisch bedingte Störung bis ins Erwachsenenalter fortbesteht. Im Lauf der Jahre kommt es allerdings häufig zu einer Verschiebung der Symptome, so weicht z.B. die Hyperaktivität «zugunsten» einer inneren Unruhe beim Erwachsenen. Die mangelhafte Selbststeuerung erfährt je nach individueller Prädisposition und Umweltfaktoren eventuell eine Verbesserung. Die Aufmerksamkeitsstörung mit ihren vielfältigen Ausprägungen wie Konzentrationsschwierigkeiten, Ablenkbarkeit, verlangsamte Informationsverarbeitung und Desorganisation kann jedoch häufig ein Leben lang bestehen bleiben.

Mädchen und später Frauen können ebenfalls hyperaktiv sein, sind aber aufgrund der Sozialisierung – jedenfalls in unseren Breitengraden – viel anpassungsfähiger und fallen daher weniger auf. Eine mangelhafte Impulskontrolle wird bei Mädchen und Frauen auf noch weniger Akzeptanz stoßen als dies bei Buben und Männern der Fall ist. Impulsive Frauen werden unter einem enormen Energieaufwand versuchen, sich bis hin zur Erschöpfung zusammenzureißen, oder eine depressive Entwicklung wird die Folge sein. Es kommt daher relativ häufig vor, dass Frauen unter einer Depression leidend diagnostiziert werden, statt dass an eine ADHS als Ursache gedacht wird.

Die Mehrzahl der betroffenen Mädchen und Frauen gehört aber gemäß der amerikanischen Einteilung DSM IV nicht zum hyperaktiven-impulsiven, sondern zum unaufmerksamen Typus. Diese Mädchen sind keine Störenfriede, weder in der Familie noch in der Schule, ihre Defizite werden nicht wahrgenommen und dieser Umstand kann schwerwiegende Folgen für die persönliche Entwicklung und berufliche Laufbahn mit sich bringen. Hinzu kommen die leider noch vielerorts bestehenden Rollenklischees, die besagen, dass Frauen sowieso heiraten und wenn sie Mütter werden, es für die Kinder eh besser ist, wenn die Mutter zu Hause bleibt. Aber gerade ADHS-betroffene Frauen haben es besonders schwer, mit der Organisation und Routine im Haushalt zurechtzukommen. Kritische Stimmen bleiben nicht aus: Bald einmal wird von «schlechten» Ehefrauen, «faulen» Hausfrauen und «unfähigen» Müttern gesprochen. Die Frauen werden mit Unverständnis konfrontiert. Das einst so herzige, stille und träumerische Mädchen, das in der Schule wegen seiner ausgeprägten Ablenkbarkeit nur mittelmäßige Leistungen vollbrachte, habe doch jetzt mit der Gründung einer Familie eine Chance im Leben erhalten und gibt sich jetzt nicht einmal Mühe. Die Möglichkeit, dass Mädchen und später Frauen an einer Aufmerksamkeitsdefizitstörung leiden könnten, wird nicht in Erwägung gezogen.

Mit anderen Worten heißt das so viel: Mädchen werden bis heute viel seltener im Kindesalter erfasst und plagen sich ein Leben lang mit Konsequenzen, die eine nicht diagnostizierte ADHS mit sich bringen kann.

Gemäß neuesten Studienergebnissen sind fast so viele erwachsene Frauen wie Männer von einer ADHS betroffen. Man schätzt, dass etwa zwei bis vier Prozent der Erwachsenenbevölkerung an einer ADHS leiden, wobei der Ausprägungsgrad stark variieren kann.

Der Goldstandard für die Diagnose ist durch die bekannten Kriterien des DSM IV gegeben. Im Gegensatz zu den in Europa verwendeten ICD 10-Kriterien der WHO wird in dieser amerikanischen Einteilung das Vorhandensein der Hyperaktivität nicht zwingend gefordert.

Die folgende Geschichte einer Patientin kann exemplarisch für viele ADHS betroffene Frauen stehen. Ohne genaue Kenntnisse der Krankheitsmerkmale einer ADHS wird eine solche Patientin keine oder eine nicht genügend erfolgversprechende Behandlung erhalten:

Vor einigen Monaten kam eine 46-jährige Patientin auf Anraten ihres Hausarztes in meine Praxis. Sie war verheiratet, Mutter von zwei Kindern und als Hausfrau tätig. Der Hausarzt hatte eine Depression diagnostiziert und erachtete eine psychiatrisch-psychotherapeutische Behandlung als dringend notwendig. Er sollte Recht behalten. Die von der Patientin geäußerten Symptome ließen keine Zweifel daran aufkommen, dass es sich bei ihr um eine depressive Entwicklung handelte. Die Patientin berichtete: Seit geraumer Zeit sei sie in eine depressive Stimmung verfallen, sie sei antriebslos, leide unter Schlafstörungen und einer massiven Appetitsteigerung, welche in kurzer Zeit zu einer erheblichen Gewichtszunahme von 20 kg geführt habe. Ihr Selbstwertgefühl, welches sie nie als besonders hoch bewertete, sei zerstört und sie habe (wohl im Sinne einer Selbstmedikation) einen hohen Alkoholkonsum zu verbuchen – ein Umstand, den sie ihrem Hausarzt verheimlicht hatte. Der Alkohol half ihr zeitweilig zu einer gewissen Entspannung.

Es ist von großer Wichtigkeit, als Therapeut/in sich nicht nur über die aktuelle Situation und die vorliegenden Symptome berichten zu lassen, sondern auch einen «Blick zurück in die Vergangenheit» zu werfen. Hiermit meine ich, dass eine genaue Familiengeschichte mit Stammbaum eruiert sowie eine sorgfältige Entwicklungsgeschichte der betroffenen Person aufgenommen werden sollte. Eigentlich eine Selbstverständlichkeit bei einer psychiatrischen Anamnese und doch wird dies – wenn überhaupt – oft nur sehr oberflächlich getan. Aber gerade bei der ADHS interessiert die eventuelle Betroffenheit weiterer Familienmitglieder, da es sich ja um eine vererbbare Krankheit handelt. Da die Aufmerksamkeitsproblematik im Vordergrund steht, ist vor allem die schulische und berufliche Karriere genau zu erfragen.

Ich erfuhr von meiner Patientin, dass ihre Mutter depressiv veranlagt war, der Vater oft dem Alkohol frönte und betrunken jähzornig reagierte und dabei die Mutter verbal angriff. Ein Bruder nahm sich mit 20 Jahren unter Drogeneinfluss das Leben. Trotz großen Anstrengungen schwankten bei der Patientin die Schulleistungen immer wieder von sehr gut bis sehr schlecht. Für ihre Lehrer sei sie ein Rätsel gewesen, denn diese konnten sie weder «bei den Dummen» noch «bei den Gescheiten» einordnen. Es habe nicht an ihrer Auffassungsgabe oder Arbeitsmoral gelegen. Nur mit Hilfe und Unterstützung der Mutter konnte sie die Hausaufgaben erledigen. Auffallend sei gewesen, dass sie immer wieder «gute und schlechte Tage» hatte. An guten Tagen hätte sie das zu Hause Erlernte wiedergeben können, an den schlechten Tagen sei alles wie weggeblasen gewesen. Von Natur aus scheu, sei die Schulzeit für sie oftmals eine Qual gewesen. Nie wusste sie, ob sie es nun schaffen würde oder nicht. Sie erinnerte sich schon, als junges Mädchen sehr stimmungslabil gewesen zu sein, wobei sie hierfür die schwierigen Familienverhältnisse verantwortlich machte.

Nach der Schulzeit absolvierte sie auf Wunsch der Eltern eine kaufmännische Lehre. Sie selber wäre viel lieber auf die Kunstgewerbeschule gegangen, das sei aber nicht «seriös» genug gewesen. Kurz nach der Lehre lernte sie ihren zukünftigen Ehemann kennen und wurde bald einmal schwanger. Das junge Paar heiratete und die Patientin kam gar nicht dazu, ihren Beruf auszuüben oder eine weitere Ausbildung zu absolvieren. Sie wurde Ehefrau, Mutter von zwei Kindern und Hausfrau.

Erwähnenswert erscheint die Tatsache, dass die Patientin trotz offensichtlicher Depression in keinem Moment einen Libidoverlust erlitt. Auch war es für sie unverständlich, dass sie Tage hatte, an denen sie durchaus gut gestimmt war und sogar euphorische Augenblicke erleben konnte. Die Ehe war einerseits durch eine intensive Liebesbeziehung, andererseits aber auch durch ewige Streitereien und Wutausbrüche der Patientin gekennzeichnet. Aus heutiger Sicht – das Ehepaar lebt zur Zeit getrennt – ist es für die Patientin verständlich geworden, wie es trotz großer Liebe zur Trennung gekommen ist. Sie sei von ihrem Ehemann abhängig gewesen, ohne seine Hilfe hatte sie die größte Mühe sich zu organisieren, vergaß wichtige und unwichtige Abmachungen. Sie hatte die Finanzen nicht im Griff, kaufte Kleider und Haushaltsgegenstände, die eigentlich nicht nötig gewesen wären, und an ein geordnetes Familienleben war nicht zu denken. Die sich hieraus ergebende Kritik und Zurechtweisungen durch den Ehemann führten bei ihr zum Gefühl, zu nichts fähig zu sein. Die Patientin versuchte sich natürlich zu rechtfertigen, was wiederum zu endlosen Diskussionen führte mit dem Ergebnis, dass die Patientin die Kontrolle über sich verlor und mit Wutausbrüchen reagierte. Diese Patientin entwickelte eine Depression auf Grund einer nicht diagnostizierten ADHS.

Es wäre schön, wenn wir hier «einen Blick in die Zukunft» werfen könnten, um den weiteren Verlauf zu erfahren. Bisher hat sich die Patientin nach Diagnosestellung und richtiger Therapie stabilisiert, und es besteht die Hoffnung, dass sich das Ehepaar nach 25 Jahren Ehe wieder findet.

Typischerweise leiden ADHS-betroffene Mädchen und Frauen vorwiegend an der Aufmerksamkeitsproblematik. Eher selten sind Berichte von Patientinnen wie der folgende:

«… ich war auch sehr wild, aber machte es so, dass es meine Mutter nicht merkte. Ich spielte immer nur mit jüngeren Kindern, vor allem mit Buben. Die Mädchen verprügelte ich oft. Ich kletterte auf Bäume, machte immer meine Kleider kaputt. Schlimmer als viele Jungs, meinte meine Mutter oft. Ich war unordentlich, hatte Mühe in der Schule kon-

zentriert zu sein, die Lehrerin beklagte sich oft über mich bei meiner Mutter. Wehe, wenn mir jemand auf die Füße trat, dann wurde er sofort verprügelt. Es durfte mir ja niemand zu nahe kommen. Sonst bin ich sofort ausgeflippt.»

Auch die folgende Patientin ist hyperaktiv. Mit ihrer hohen Intelligenz hat sie ihr Aufmerksamkeitsdefizit bis ins Erwachsenenalter kompensiert, allerdings auf Kosten der Lebensqualität:

«In den ersten Schulstunden zeichnete ich alle Hefte voll und musste oft nachsitzen. Ebenfalls musste ich drei- bis viermal pro Woche nach Hause gehen, um vergessene Sachen zu holen. Ich lernte nie daraus, obschon ich einen 30-Minuten-langen Schulweg hatte. Ich bekam viele Strafen, was nichts half. Ich war ja sowieso bei den Schnellsten und hatte trotz Absenzen immer gute Noten.»

Die Hyperaktivität bei den Frauen äußert sich meistens im bereits erwähnten Gefühl einer inneren Unruhe oder in Nägelbeißen, mit den Haaren spielen, Zähneknirschen oder selbst auferlegter Betriebsamkeit. Beispiele hierzu liefern die vier folgende Patientinnen.

«Ich kann sehr wohl eine gewisse Zeit ruhig dasitzen oder auf jeden Fall macht dies von außen den Anschein. Ich spiele aber eigentlich immer, wenn ich sitzen muss, mit meinen Haaren rum. Dies hat schon als Baby angefangen. Ich habe von klein auf bis etwa 16 Daumen gelutscht. Dazu habe ich mit den Haaren rumgespielt. Dies tat ich vor allem zum Einschlafen, weil es mich irgendwie beruhigt hat … Noch heute spiele ich, wenn ich nervös bin, mit meinen Haaren, wenn ich einschlafe und sozusagen immer, wenn ich rumsitzen oder zuhören muss.»

«Nachts knirsche ich so heftig mit den Zähnen, dass sie schon deutlich abgescheuert sind und ich inzwischen Probleme mit den Kiefergelenken habe.»

Eine weitere Patientin erzählt:

«Wenn ich keinen Stress habe, organisiere ich mir einen. Ich denke ohne die durch die Situation bedingte Hektik wäre ich übergeschnappt vor Langeweile. Sobald ich nicht herumdüsen kann, geht es mir nicht gut. Ich begann einen Näh-Gitarren-Englisch-Aquafit-Schwimm-Rheuma-Gymnastik-Kurs. Von allem war ich total begeistert, nahm andere mit, hielt aber nichts über längere Zeit durch.»

Und die vierte Patientin berichtet:

«Beim Telephonieren spreche ich gerne und finde kein Ende, aber ab einer gewissen Gesprächsdauer werde ich zappelig, beiße mir auf die Zunge, balle die Fäuste und öffne sie wieder und, falls das Gespräch noch weiter geht, könnte ich nachher aus lauter Erschöpfung weinen.»

Mädchen fallen seltener durch ein unangepasstes Verhalten auf. Es gibt jedoch keine Regel ohne Ausnahme wie im Fall dieser Patientin:

«Einmal musste ich eine Strafaufgabe schreiben die lautete: Man schlägt keinen Jungen! Ich hatte meinem Banknachbarn, weil er, trotz Androhung von Konsequenzen, nicht aufhörte zu spotten, eine Ohrfeige gehauen. Dummerweise betrat die Lehrerin gerade das Klassenzimmer. Es galt unter den jüngeren Klassen als Ehre, wenn es einer schaffte, mich in der großen Pause zu verprügeln. Weshalb sie auf diesen dummen Gedanken kamen, weiß ich nicht. Die Folgen waren für mich, dass ich mich beinahe jeden Tag verprügeln lassen oder eben mich wehren musste. Wenn ich dann so richtig wütend war, spürte ich mich nicht mehr. So habe ich meine Freundin einmal so stark zusammengedrückt, bis sie keine Luft mehr bekam. Einem Lehrersohn musste der Finger genäht werden, weil ich ihn nach Androhung biss …»

Mädchen kompensieren ihre Defizite unter Umständen mit einem hohen Intelligenzpotential oder werden durch ihre Familie derart gestützt, dass die Symptome nicht auffallen, so dass es schwierig wird, eine ADHS zu eruieren. Eine meiner Patientinnen schrieb in ihrem Lebensbericht:

«Ab der sechsten Klasse wurde an der Bezirksschule im Fachlehrersystem unterrichtet. Dort tauchten dann auch erstmals Blockaden auf beim Lernen von Texten, Gedichten, in Geometrie, Mathematik und Physik. Wenn ich viel Stoff bewältigen musste, war ich unfähig zu strukturieren und irgendwo anzufangen. Ein Beispiel: An einem freien Nachmittag hatte ich Mühe, mit meinen Aufgaben zu beginnen. Nach Vaters Feierabend klagte ich über mein Problem und er schlug mir vor, mit ihm im Garten zu arbeiten und nebenher die Vokabeln und das Gedicht zu lernen. Dies gelang mir durch seine Unterstützung und das Loslassen des Druckes recht gut. Diese Erfahrung hat mich geprägt. Noch heute lerne bzw. arbeite ich an schwierigen Aufgaben draußen in der Natur oder lerne Prüfungsstoff-Zusammenfassungen unterwegs beim Wandern. Dieses im-Fluss-sein wirkt sich positiv auf meine Merkfähigkeit aus und

verhilft mir zudem zu guter Schlafqualität, weil ich viel besser abschalten kann, wenn ich gleichzeitig körperlich und geistig müde bin.»

Typischer kann eine Beschreibung kaum sein, eine Aufmerksamkeitsstörung, wie sie «im Buche steht». Diese Patientin litt, weil sie Probleme mit der Merkfähigkeit hatte, ihr Leben nicht strukturieren konnte, einen zusätzlichen Stimulus benötigte, um überhaupt Dinge in Angriff nehmen zu können.

Wie diese Patientin haben sich auch andere ADHS-betroffene Frauen Strategien angeeignet bzw. aneignen müssen, um die Schule, die Ausbildung, ja das Leben überhaupt meistern zu können.

Im Trauerspiel «Egmont» von J.W. Goethe singt «Klärchen»:

Freudvoll
Und leidvoll
Gedankenvoll sein,
Langen
Und bangen
In schwebender Pein,
Himmelhoch jauchzend,
Zum Tode betrübt;
Glücklich allein
Ist die Seele, die liebt.

«Himmelhoch jauchzend, zum Tode betrübt»: So beschreiben sich ADHS-betroffene Frauen. Ob Klärchen ADHS-betroffen war, wissen wir nicht, Tatsache ist jedoch, dass die **emotionale Labilität** für ADHS-betroffene Frauen besonders typisch ist.

Diese Patientinnen haben rasche Stimmungswechsel, die nur kurz anhalten und schnell durch gegenteilige Affekte abgelöst werden können. Eine depressive Stimmungslage kann rasch in eine euphorische umkippen und umgekehrt. Kleinste Vorkommnisse, eine Bemerkung oder eine Geste können diesen abrupten Wechsel der Stimmung hervorrufen. Diese Schwankungen sind für die Betroffenen wie auch für ihre Umgebung schwer zu verstehen und zu akzeptieren.

Hierzu eine Patientin:

«Ich habe sehr viele Stimmungsschwankungen, was nicht nur für mich, sondern auch für meine Mitmenschen sehr anstrengend ist …»

Eine weitere Patientin:

«Immer wieder erlebe ich, wie verunsichert ich doch bin, wie wenig selbstbewusst ich mich fühle, wie ich durch Stimmungsschwankungen von Euphorie bis hin zu tiefer Traurigkeit in meinem Alltag beeinflusst und bestimmt bin. Immer wieder werde ich von Gefühlen überflutet und meine Gedanken sind oft so sprunghaft, dass mir meine Gesprächspartner schwer folgen können.»

Wie Ernst Freiherr von Feuchtersleben sagt: «Man hat allerdings Stimmungen, aber wehe dem, den die Stimmungen haben!» Die emotionale Instabilität bleibt nicht ohne Folgen, sie schlägt sich auf die Selbsteinschätzung der Betroffenen nieder und das Ergebnis ist eine negative Selbstwahrnehmung.

«Dazu fällt mir ein, dass ich, seit ich mich erinnern kann, immer eine Spannung gekannt habe zwischen dem, was ich tat und dem, wie ich mich fühlte. Im Beruf gehe ich gerne auf Leute ein, doch lasse ich mich dabei fast auffressen. Das Nicht-nein-sagen-können löst dann Aggressionen in mir aus, die ich nur mit Mühe unter Kontrolle bringe. Ich fühle mich oft durchschaut und ausgeliefert, weil ich mich zu wenig wehren und mich nicht abgrenzen kann. Mehr noch – ich fühle mich oft ausgenützt, minderwertig und verletzbar.»

ADHS-betroffene Menschen, insbesondere Mädchen und Frauen, sind überaus empfindsam, intuitiv und können sich leicht in andere Menschen einfühlen, erleben aber diese **Hypersensibilität** nicht als besondere Gabe, sondern eher als Belastung. Es sind zu viele Gefühle, die sie nicht verarbeiten können. Schon früh spüren sie, dass sie irgendwie anders sind, wissen aber nicht warum, was ebenfalls zu einem negativen Selbstbild und nicht selten zu depressiven Reaktionen führt.

«Seit ich zurückdenken kann, habe ich mich jedoch immer etwas eingeschränkt, befangen, gehemmt, verwirrt und nicht ganz dieser Welt zugehörig gefühlt. Alles ging mir zu schnell, vieles war mir zu schwierig oder zu gefährlich. Ich war ein ängstliches und scheues Kind und hatte kaum Anschluss zu Gleichaltrigen. Dank meiner Angepasstheit schaffte ich meine Schulzeit trotz meiner Verträumtheit und Langsamkeit. Ich versuchte so gut es ging zu tun, was von mir verlangt wurde, wenn auch mit viel Überlebensstrategien.»

Und eine andere Patientin:

«Im Austausch mit Kolleginnen und Ausbildnerinnen fällt mir immer wieder auf, wie fragil ich mich fühle und wie stark die Einschätzung der anderen von meiner Selbstwahrnehmung entfernt ist. Häufig erhalte ich Rückmeldungen, sie würden mich als starke, machtvolle, einflussreiche Person einschätzen. Immer wieder bekomme ich zu hören, ich hätte es doch überhaupt nicht nötig, an mir zu zweifeln. Ich hätte allen Grund, sicher und selbstbewusst aufzutreten. Und trotzdem quälen mich immer wieder Selbstunsicherheit und Selbstzweifel. In solchen Momenten fühle ich mich von anderen Menschen entfernt.»

Die erhöhte Sensibilität führt nicht selten zu einer Berührungsempfindlichkeit. Es ist sowohl für die Frauen wie auch ihre Partner schwierig einzuschätzen, wann Liebkosungen als angenehm empfunden werden oder nicht. So wie es diese Patientin zum Ausdruck bringt:

«Mein Mann nähert sich mir immer so, wie man sich einer Wildkatze nähern würde. Er weiß nie, ob ich ihn beiße oder schnurre, wenn er mich streichelt.»

Frauen sind aber nicht nur ihrer emotionalen Labilität und Hypersensibilität unterworfen, auch **hormonelle Schwankungen** sind bei ADHS-betroffenen Frauen stärker ausgeprägt als sonst bei Frauen. Während der Pubertät sind ADHS-Mädchen besonders reizbar, verfallen in Tagträumereien, sind in sich gekehrt und erleiden häufig erste depressive Verstimmungen. Die Aufmerksamkeitsdefizitstörung verschlimmert sich, die Mädchen müssen sich noch mehr anstrengen, um den Notendurchschnitt beizubehalten und entwickeln zunehmend ein negatives Selbstbild. Die Schwangerschaft, für die meisten Frauen eine stressige Zeit, ist für ADHS-Frauen demgegenüber häufig die beste Zeit ihres Lebens. So sagte beispielsweise eine Patientin:

«Wenn es möglich wäre, möchte ich immer schwanger sein. Dann bin ich ausgeglichen, kann mich organisieren, ich packe alles an, nichts bleibt liegen und ich fühle mich rundherum wohl.»

Einer anderen Patientin erging es ähnlich, sie brachte Zwillinge zur Welt, stillte diese während fast eines Jahres und ihre ADHS-Symptome schienen sich verflüchtigt zu haben. Zwei Monate nachdem sie abgestillt hatte, kehrten die Konzentrations- und Merkfähigkeitsstörungen sowie ihre mangelhafte Organisationsfähigkeit zurück …

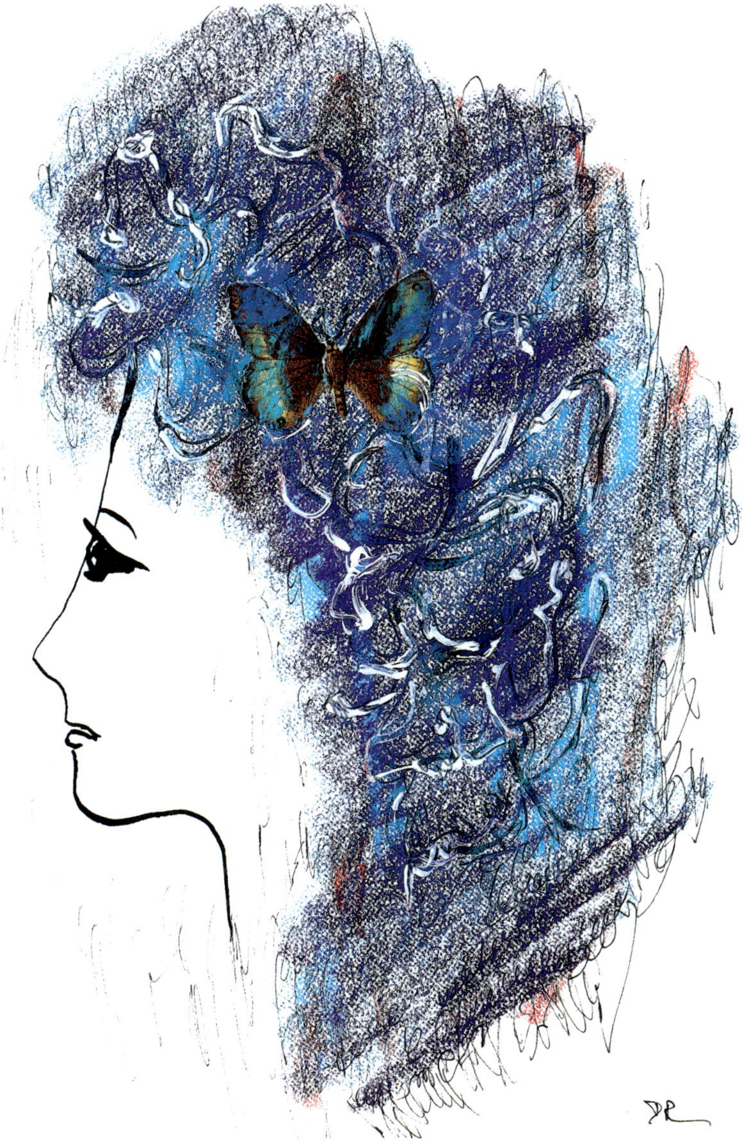

Schmetterlinge im Kopf – Schmetterlinge im Bauch

Es besteht ein Zusammenhang zwischen dem Östrogenspiegel und den Neurotransmittern Serotonin, Dopamin und Noradrenalin. Es wird davon ausgegangen, dass 75% der Frauen leichte prämenstruelle Beschwerden haben. Nur 3 bis 5% der Frauen erleben diese Beschwerden in einem Maß, dass von einem eigentlichen Prämenstruellen Syndrom gesprochen werden kann. Nach den DSM IV Kriterien soll eine prämenstruelle dysphorische Störung nur dann diagnostiziert werden, wenn «deutliche depressive Verstimmung, heftige Angst, ausgeprägte affektive Labilität und verringertes Interesse an Aktivitäten» in der letzten Woche vor Einsetzen der Menstruation bestehen. Gemäß meiner Erfahrung, die sich mit den Angaben in der Literatur decken, leiden ADHS-betroffene Frauen sehr häufig unter einem Prämenstruellen Syndrom – ein Umstand, der zu berücksichtigen ist, sei es bei der Diagnosestellung, sei es in der Therapie. So berichtete mir eine Patientin als Beispiel für viele weitere, dass sie 3 bis 4 Tage vor dem Einsetzen der Menstruation dysphorisch bis depressiv und überempfindlich sei, zu Erregungszuständen neige und vielfache körperliche Beschwerden aufweise wie zum Beispiel das Gefühl aufgedunsen zu sein, mit Schwellung der Brüste, Schmerzen im Unterleib und Ausstrahlung in den Rücken, Wechsel von Verstopfung und Durchfällen und Neigung zu Erbrechen, vermehrtem Harndrang und Hautauschlägen. Sie fühle sich unfähig, die einfachsten Büroarbeiten zu erledigen und leide in verstärktem Maße an den schon bestehenden Konzentrationsschwierigkeiten.

In der Perimenopause und in der Menopause leiden ADHS-betroffene Frauen ebenfalls vermehrt unter depressiven Verstimmungszuständen, Gereiztheit, Schlafschwierigkeiten und mangelhafter Konzentrationsfähigkeit, sie profitieren von Östrogen-Ersatzpräparaten besonders gut, vor allem in Kombination mit Stimulanzien.

Der Hormonhaushalt bei ADHS-betroffenen Frauen spielt eine große Rolle im Sexualerleben. Aufmerksamkeitsgestört, hypersensibel, in einem negativen Selbstbild befangen und auf der Suche nach einem Stimulus spielen die Hormone je nach Zeitpunkt im Zyklus schon mal «verrückt». Hierzu eine Patientin:

«Ich spüre eine Glut in mir, die ansteckend wirkt auf meine unmittelbare Umgebung und die Menschen um mich herum in Feuer und Flammen versetzt. Das ist nicht alltäglich, das brauche ich, denn ich habe Horror vor dem Alltag. Ich bin seit mehreren Jahren verheiratet, habe aber auch eine Liebschaft zu einem zehn Jahre jüngeren Studenten. In meinem

Leben gibt es mehrere Leben, verschiedene Rollen, gebe mich Illusionen und Fantasien hin … Lieber bediene ich mich einer Notlüge, als dass ich auf meine Liebschaft verzichte.»

Das ist kein Einzelfall. ADHS-Frauen und -Männer sagen über sich selbst: «*Von Zeit zu Zeit muss ich Schmetterlinge im Bauch verspüren, nur so fühle ich mich lebendig*», und gehen nicht selten Außenbeziehungen ein – eine große Belastung für die bestehende Partnerschaft.

Überhaupt verläuft das Erleben der Sexualität bei ADHS-Frauen etwas anders: Entweder sie haben Schwierigkeiten, sich auf das Liebesspiel einzulassen – oder sie hyperfokussieren, konzentrieren sich also gerade in hohem Maße, wie es folgende Patientin beschreibt:

«*Während einer Liebesnacht kamen mir Wörter in den Sinn, eine ganze Geschichte und die Worte passten, ja sie steigerten sogar noch den Genuss, und die Lust ließ noch wunderbarere Worte sprießen. Bloß das Aufschreiben, das ging nicht gleichzeitig, das fand dann erst am anderen Morgen statt.*»

Begleiterkrankungen (sogenannte Komorbidität) sind bei der ADHS häufig: Vor allem Depressionen, Angststörungen und Essstörungen sowie Suchtmittelabhängigkeiten finden sich bei Frauen immer wieder in Kombination mit einer ADHS.

Viele Frauen werden heute noch wegen einer **Depression** behandelt, ohne dass in Erwägung gezogen wird, dass es sich um eine Begleiterkrankung einer ADHS handeln könnte, respektive dass die Depression als Folge einer nicht behandelten ADHS anzusehen ist. So oder so wird man diesen Frauen nicht gerecht. Hinzu kommen bei Frauen die hormonellen Umstellungen, die für eine depressive Entwicklung als Verstärker wirken können. ADHS-betroffene Mädchen werden oft erst in der Pubertät auffällig. Die depressiven Verstimmungen werden nun in Zusammenhang mit der neuen Lebensphase gebracht. Außer Acht gelassen wird, dass die höheren Anforderungen in der Schule erst jetzt zum Problem werden, wenn diese Mädchen eine ADHS aufweisen. Sie fallen leistungsmäßig zurück, haben Schwierigkeiten, Gelerntes umzusetzen; ihre hohe Ablenkbarkeit, mangelhafte Konzentrationsfähigkeit und die kurze Aufmerksamkeitsspanne widerspiegeln sich in unzureichenden Hausaufgaben und Arbeiten in der Schule. Der Notendurchschnitt fällt, die Mädchen sind entmutigt, ziehen sich sozial zurück, werden depressiv. Eine heute 25-jährige Patientin berichtet aus ihrer Schulzeit:

«Irgendwann begannen dann meine Noten zu sinken. Ich habe immer mehr aufgehört, Hausaufgaben zu machen und beschäftigte mich in den Schulstunden mit allem anderen als mit Zuhören. Ich entwickelte eine Abwehrhaltung gegenüber dem Schulstoff und weigerte mich meist schlicht, irgend etwas zu lernen. Ich konnte mich in der Stunde nie richtig konzentrieren und zu Hause zu lernen war mit soviel innerem Widerstand verbunden, dass ich es fast ganz aufgab. Ich begann die Schule immer mehr zu hassen und war meist mürrischer Laune. Das Aufstehen, das ich schon in der Primarschule nur mühsam machte, wurde immer mehr zur Qual, mir war am Morgen im Bus oft zum Weinen zu Mute oder ich hätte gerne ohne Anlass jemanden mitten ins Gesicht geschlagen, was ich natürlich nie tat. Sozial war ich in meiner Klasse nicht besonders gut aufgehoben. Ich verstand mich relativ gut mit den anderen Außenseitern, richtig integriert war ich nie. Es hieß, ich sei komisch, es gab Zeiten, wo ich auf Befehl der Klassenchefin bewusst ausgegrenzt wurde.»

Erwachsene betroffene Frauen werden depressiv, wenn sie den vielen Anforderungen des täglichen Lebens nicht mehr gerecht werden. Depressive Frauen reagieren im Unterschied zu Männern vermehrt auf äußere Umstände, werden so von Schuldgefühlen geplagt, die wiederum den depressiven Verstimmungszustand verschlimmern. Kompensationsmechanismen wie vermehrtes Essen und Schlafbedürfnis sind zusätzliche Verstärker. Symptomfreiheit wird bei diesen Frauen nur dann erzielt werden, wenn sowohl die Depression wie auch die ADHS behandelt werden.

Eine 35-jährige Patientin, Mutter von drei Kindern, vermutete eine ADHS bei sich und schrieb in ihrem Lebensbericht:

«Trotz gerade abgeschlossener Therapie und aufgearbeiteter Probleme habe ich das Gefühl, dass überhaupt nichts in meinem Leben stimmt. Ich glaube fast, alleine kaum lebensfähig zu sein. Dazu kommt das häufige Gefühl, in einem IMAX-Kino zu stehen: ich in der Mitte und um mich herum das Leben, dem ich unbeteiligt und fast gefühllos zuschaue. Irgendwie kommen meine Gefühle nicht heraus, ich kann nur zuschauen. Wie wenn ich mit angezogener Handbremse fahren würde. Mein Mann hat sich schon darüber amüsiert, dass ich nicht in der Lage bin zum Beispiel an einem Konzert auszuflippen. Während alle toben, brüllen und schreien, sitze ich nur ruhig da.»

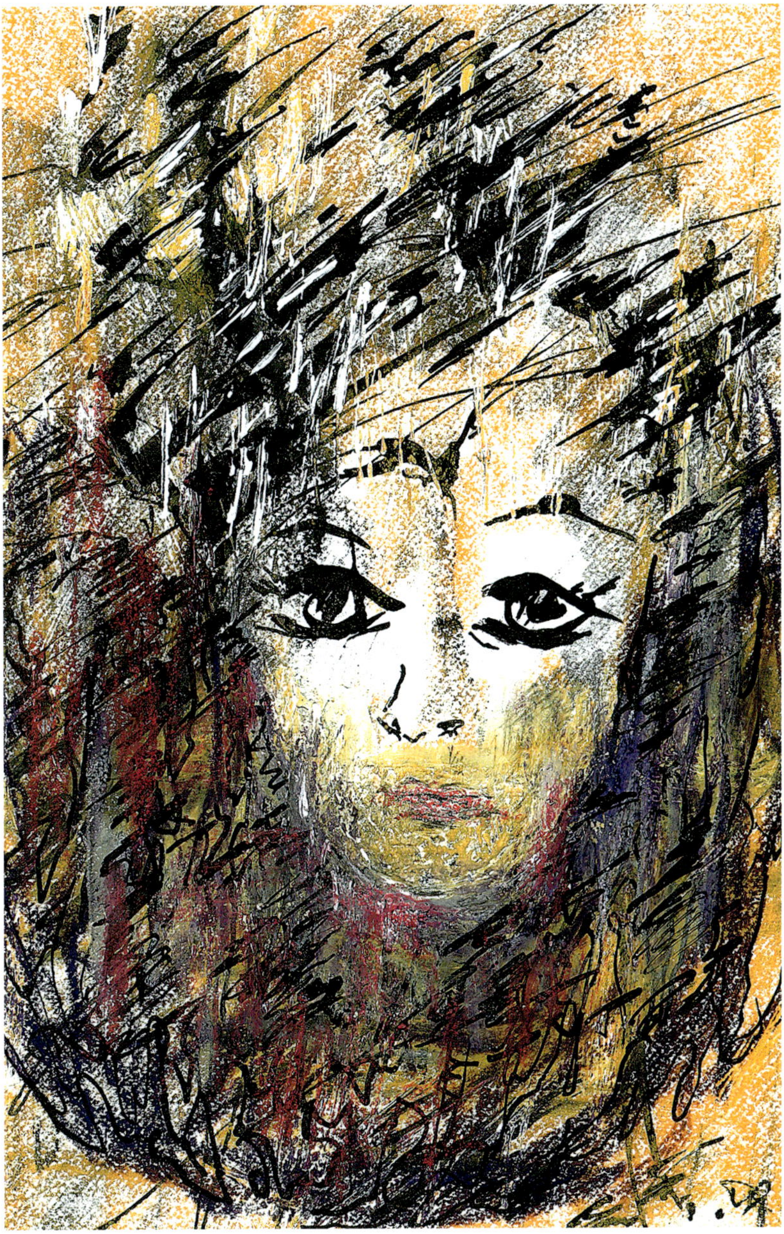

die grosse Angst

Was für die Komorbidität ADHS und Depressionen gilt, ist auch für die **Angststörungen** zutreffend. Ob es sich um eine generalisierte Angststörung oder eine Panikstörung oder einer Soziale Angststörung handelt, oft sind diese Störungen mit einer ADHS kombiniert und es bedarf auch hier einer klaren Abgrenzung, damit die Patientinnen bestmöglichst behandelt werden können. Prof. Jürgen Margraf gibt eine «Drei-Faktoren-Erklärung» für das Zustandekommen von Angsterkrankungen:

1. Anfälligkeit / Vulnerabilität: vorexistierende genetische, somatische oder erlernte Merkmale machen das Auftreten von Angst möglich bzw. wahrscheinlich.
2. Auslöser «Stress»: Psychische, soziale oder somatische Belastungen und Erfahrungen lösen das Erstauftreten aus.
3. Aufrechterhaltende Bedingungen: Falsche Reaktionen oder anhaltende Belastungen verhindern rasches Abklingen und machen Probleme chronisch.

Es ist gut verständlich, dass die ADHS als genetische Störung mit ihren typischen Symptomen zu psychischen und sozialen Belastungen führen kann. Oder anders formuliert, eine nicht diagnostizierte und nicht behandelte ADHS stellt ein hohes Maß an Stress dar, und dieser kann so den Weg für eine Angststörung bahnen. Solche Angststörungen kommen bereits in der Kindheit vor. Dazu eine weitere Patientin:

«Ich erinnere mich an viele Ängste in meiner Kindheit. Angst vor Einbrechern, vor Drachen, Spinnen und Phantasiemonstern, vor der Dunkelheit. Diese Ängste begleiteten mich bis ins Erwachsenenalter, heute bin ich sie – bis auf die Angst vor Spinnen und der Flugangst – los.»

Das gestörte Selbstwertgefühl bei ADHS-betroffenen Frauen, die in der Kindheit weniger Kompensationsmöglichkeiten als Männer hatten, führt nicht selten zu einer Sozialen Angststörung. Die Betroffenen fürchten sich vor Situationen, in denen die Aufmerksamkeit auf sie gerichtet ist, sie könnten ja wie in der Schulzeit versagen, falsche Antworten geben, sich lächerlich machen oder zum Gespött werden. Eine meiner Patientinnen hatte eine Legasthenie, entwickelte später eine Soziale Phobie, die sich immer dann bemerkbar machte, wenn sie in der Öffentlichkeit, zum Beispiel am Bankschalter, etwas unterschreiben musste. Eine 20-jährige Patientin schrieb in der Zeit als sie eine Kaufmännische Lehre absolvierte:

«Wenn ich die Orientierung verliere oder den Faden in einem Satz beim Sprechen, so kommt das Gefühl auf, es wachse mir alles über den Kopf. Ich will es verbessern und manchmal sage ich dann unlogisches Zeug; aber es kommt einfach so schnell. Diese Situationen sind mir sehr peinlich. Aber in der Überforderung gerate ich in Panik und meine, es abkürzen zu müssen, weil ich so schnell sein möchte wie die andern. Es ist dann etwas gemogelt und in der Unsicherheit darüber sage ich auch eben hie und da Unsinn, was ich im nachhinein sehr bedaure. Die Angst vor dem spontanen Gespräch ist daher groß.»

In den letzten Jahren ist es zu einer massiven Zunahme von **Essstörungen** bei immer jüngeren Patientinnen gekommen. Besteht ein Zusammenhang zwischen einer ADHS und Essstörungen? Klare Hinweise fehlen noch, doch die Erfahrung – auch in meiner Praxis – zeigt, dass es gar nicht selten vorkommt, dass ADHS-betroffene Frauen irgendwann in ihrem Leben ihr Essverhalten nicht unter Kontrolle hatten. Es gibt verschiedene Hypothesen, die als mögliche Erklärung für diese Kombination dienen könnten. Ein Grund wäre die mangelhafte Selbstregulation. Aufmerksamkeit, Arbeitsgedächtnis, Emotionen können nur in geregelte Bahnen gelenkt werden, wenn es gelingt, etwas wahrzunehmen und entsprechend dieser Erkenntnis zu handeln. ADHS-Betroffene sind durch ihre Ablenkbarkeit nicht fähig, ihre Aufmerksamkeit so weit aufrechtzuerhalten, dass sie merken, wann ein Hungergefühl aufkommt und was sie in selbstregulatorischer Arbeit dagegen unternehmen sollten. Ein weiterer Grund ist die mangelhafte Organisationsfähigkeit, sie haben Mühe, sich selbst Strukturen aufzuerlegen und zu bestimmten Zeiten die Mahlzeiten einzunehmen. Ein Teufelskreis beginnt: Einmal essen sie nichts, ein andermal zu viel mit anschließendem Gefühl von Unwohlsein und Unzufriedenheit mit sich selbst. Weitaus wichtiger ist meines Erachtens die mangelhafte Impulskontrolle. ADHS-betroffene Frauen können schlecht mit Gefühlen von Langeweile, Ärger, Traurigkeit, Frustrationen und Stress umgehen. Essen kompensiert mit sofortiger Wirkung diese Unlustgefühle. Erwähnenswert ist zudem der heutige Schönheitswahn als Grund für Essstörungen bei jungen Frauen. ADHS-Betroffene haben ein negatives Selbstbild von sich und möchten wie alle Menschen anerkannt und geliebt werden. Sie geben sich so dem Trugschluss hin, mit einer perfekten Mannequinfigur könnte dieses Ziel erreicht werden. Auf jeden Fall sollte bei einer Frau mit einer Essstörung – Bulimie oder Anorexie – nach einer ADHS «gefahndet» werden.

Eine 30-jährige Patientin berichtet eindrücklich über ihr gestörtes Essverhalten:

«Obwohl ich leider übergewichtig bin, stopfe ich oft Essen in mich herein. Es heißt immer, man solle sich in diesen Situationen überlegen, was man jetzt anstelle des Essens lieber machen würde. Aber leider ist mir bisher nichts eingefallen! Außer, dass ich es oft dann tue, wenn ich müde bin. Der volle Bauch entspannt mich.»

ADHS und **Suchtmittelmissbrauch.**

«Mit Alkohol kann ich der Angst, den Anforderungen der Gesellschaft nicht zu genügen, vor allem den Anforderungen, ein fröhlicher und geselliger Mensch zu sein, besser begegnen. Man fühlt sich einfach lockerer und ist besser drauf. So fällt es auch leichter mit den Leuten zu «small talken», was ich sonst schlecht kann. Manchmal habe ich das Gefühl, ohne Alkohol sei ich unfähig, für das Gespräch des Gegenübers Interesse oder Begeisterung zu zeigen» (25-jährige Studentin, ADHS-betroffen).

«Durch die Krankheiten meines Vaters sind Tabletten für mich etwas völlig Normales. Der Griff zu Beruhigungsmitteln ist für mich nichts Ungewöhnliches, wenn ich mich aufrege, akut Angst vor einer Krankheit habe oder mein Mann und ich uns streiten. Immer wenn ich Beruhigungsmittel nehme, fühle ich mich einfach wundervoll, es ist wie ein Schwipps. Alles ist so leicht, die Gedanken und Sorgen sind weg…» (33-jährige Frau, ADHS-betroffen).

Über die Entwicklung einer Sucht ist viel geschrieben worden, noch viel zu wenig ist aber bekannt, dass eine ADHS dazu eine Prädisposition darstellen kann und noch weniger, dass dafür Frauen gleichermaßen wie Männer gefährdet sind. Es ist zwar weniger offenkundig, denn Frauen neigen dazu, eher heimlich Drogen zu konsumieren. Medikamente mit einem hohen Suchtpotential sind ebenso zu nennen wie Alkohol, Cannabis und harte Drogen.

In der Suchtforschung wird eine genetische Disposition als eine wichtige Ursache angesehen, die zu einer Suchtentwicklung führen kann. Es ist aber weitaus komplizierter: Das Individuum mit seiner Beziehungsfähigkeit, seinen sozialen Kompetenzen sowie die Gesellschaft üben eine Wechselwirkung aus. Eine ADHS-betroffene Frau mit einem niedrigen Selbstwertgefühl, ständigen Stimmungsschwankungen unterworfen und den Anforderungen in der Familie und im Beruf nicht gewachsen, wird dadurch einer oft unerträglichen Spannung ausgeliefert sein. Diese Spannung resp. dieser Stress erzeugt Angst und kann durch Medikamente, Alkohol oder Drogen kurzfristig gelindert werden. Es ist eine Art Selbstmedikation zur vermeintlich besseren Bewältigung der Probleme im Alltag. Die Experimentierfreudigkeit vieler ADHS-Betroffenen, die Suche nach dem Kick, muss hier ebenso erwähnt werden:

«Als ich auf das Gymnasium ging und den Mittag in der Stadt verbrachte, kam ich mit Personen in Kontakt, die einfach so in den Tag hinein lebten. Diese übten eine starke Faszination auf mich aus, da ich mich zu dieser Zeit sehr mit der Frage auseinander setzte, wieso ich eigentlich diesen ganzen Schulstoff lernen sollte, der überhaupt keinen Zusammenhang mit meinem wirklichen Leben hatte. Ich wollte das Leben genießen, die Welt entdecken, meine eigene Grenzen kennen lernen und nicht brav in der Schulstube hocken und dann nach Hause gehen um zu lernen. Ich brauchte eine Person, die, genau wie ich, das Leben ausreizen wollte. Die fand ich auch in der ‹Leadgruppe› der Klasse. In der Gruppe selber fühlte ich mich nie wirklich akzeptiert, dazu war ich viel zu scheu, hatte nie eine eigene Meinung, vertrat nichts und machte widerstandslos alles mit, was die anderen wollten. Ich stürzte mich auf meine neue Freundin, zusammen schwänzten wir immer häufiger den Unterricht, machten Autostop und fuhren in die nächst größere Stadt, wo wir dann auch, nur so zum Ausprobieren, Heroin kauften und es dann auch spritzten ...»

Diese Patientin kam vor 4 Jahren, damals 27-jährig, in meine Praxis. Sie war verheiratet und bereits Mutter von zwei Kindern, eines davon ADHS-betroffen. Dank der Schwangerschaft konnte sie vom Heroin wegkommen, ein hoher Alkoholkonsum war jedoch an der Tagesordnung sowie gelegentliches «Kiffen». Selbstunsicherheit, eine chaotische Lebensführung und die soziale Angststörung führten dazu, dass ich an eine ADHS als Grundstörung dachte und die entsprechenden Abklärungen vornahm. Nachdem die Diagnose bestätigt wurde, habe ich eine Pharmakotherapie mit Stimulanzien und Antidepressiva kombiniert mit einer Gesprächspsychotherapie begonnen.

Viele Ärzte, die im Suchtbereich tätig sind, haben heute noch Hemmungen, Suchtmittelabhängigen Medikamente mit einem möglichen

Suchtpotential, wie das bei den Stimulanzien der Fall ist, zu verabreichen. Natürlich ist für die Verschreibung dieser Medikamente die Diagnose einer ADHS «conditio sine qua non» und eine kontinuierliche Überwachung ist unerlässlich. Bei meiner Patientin kam es kurzfristig zu einem Ritalin-Abusus, weil sie sich zu hohe Ziele in zu kurzer Zeit gesetzt hatte. Wir erkannten das Problem, sie kam zur Einsicht und hat heute ihre individuell richtige Dosierung, an der sie nichts mehr verändert. Ich erwähne diese Patientin besonders gerne, nicht nur weil sie mir am Herzen liegt, sondern vor allem auch deshalb, weil sie ein Beispiel dafür ist, wie man mit einer richtigen Diagnosestellung und Therapie helfen kann. Die Patientin macht heute eine Ausbildung in Betriebswirtschaft, dies neben Familie, Haushalt und teilzeitlicher Berufstätigkeit.

Bipolare Störungen, Zwangserkrankungen und Posttraumatische Belastungsstörung müssen hier ebenfalls noch angeführt werden:

Die Differentialdiagnose zwischen einer ADHS und einer **Bipolaren Störung** ist schwierig, viele Symptome kommen bei beiden Erkrankungen vor, so die Impulsivität, die innere Unruhe, die Stimmungsschwankungen und die Schlafstörungen. Während bei der ADHS die Symptome immer vorhanden sind, kommt es bei den Bipolaren Störungen im Verlauf von Wochen und Monaten zu einer Remission (Rückgang) der Symptome. Die ADHS besteht seit dem Kindesalter, auch wenn sie gerade bei Frauen noch nicht diagnostiziert wurde. Oftmals berichten aber ADHS-betroffene Frauen, Stimmungsschwankungen schon während der Kindheit erlebt zu haben. Diese Stimmungsschwankungen bei der ADHS sind an äußere Begebenheiten geknüpft und können innerhalb von Stunden mehrmals wechseln, die Patienten erleben sozusagen eine Achterbahn der Gefühle.

Zwangserkrankungen können kombiniert mit einer ADHS vorkommen, eine klare Abgrenzung beider Krankheitsbilder ist auch hier notwendig.

ADHS Patienten versuchen ihre mangelhafte Selbstorganisation mit Pedanterie und Perfektionismus zu kompensieren. Das mutet manchmal wie zwanghaftes Verhalten an und ist doch nicht mit einer Zwangskrankheit zu verwechseln. Bei der Zwangsstörung stellen die Zwangsgedanken und Zwangshandlungen eine erhebliche Belastung dar und sind mit Gefühlen von Angst und Anspannung gekoppelt. Die Komorbidität kommt aber auch hier vor.

Bei der **Posttraumatischen Belastungsstörung (PTBS)** finden sich Symptome wie Reizbarkeit, Konzentrationsstörungen, übertriebene

Schreckreaktion, Schlafschwierigkeiten, Hyperaktivität – lauter Symptome, die wir auch bei einer ADHS vorfinden. Nur eine genau Anamnese und das Vorhandensein eines Traumas (seelische und körperliche Verletzung) wird hier Klärung bringen, ob es sich um eine ADHS oder eine PTBS handelt. Die therapeutische Konsequenz ist entsprechend wahrzunehmen. In einer Intervisionsgruppe berichtete eine Kollegin von dem Fall einer 33-jährigen Patientin, die nach den Kriterien des DSM IV eine klassische ADHS aufwies. Die eingeleitete Therapie mit Stimulanzien führte zwar in den ersten Tagen zu einer Verbesserung der geklagten Symptome, aber kurze Zeit später entwickelte die Patientin paranoide Verfolgungsideen. Die Therapie mit Stimulanzien wurde sistiert, und erst bei einer nochmals durchgeführten ausführlichen Befragung wurde der sexuelle Missbrauch im Alter von 13 Jahren offenbart. Die Patientin hatte aus Scham über das Vorgefallene nicht spontan davon erzählen können.

Frauen sind häufiger als Männer von einer **Somatisierungsstörung** betroffen. Hierzu zählen verschiedenste körperliche Beschwerden wie Kopfschmerzen, Muskelschmerzen, Bauchschmerzen, Rückenschmerzen, Gelenkschmerzen oder Herzbeschwerden. Ob es sich «nur» um somatoforme Symptome oder um eine eigentliche somatoforme Schmerzstörung handelt, hängt vom subjektiven Leiden und den Beeinträchtigungen im sozialen, beruflichen oder familiären Lebensumfeld ab.

Im Zusammenhang mit einer ADHS interessieren insbesondere die **Fibromyalgie**, das **Colon irritabile** (Reizdarm) und das **Restless-Legs-Syndrom**. Fibromyalgie-Patientinnen leiden unter chronischen Schmerzen im ganzen Körper verteilt an Sehnenansätzen und Muskelsehnen-Übergängen. Neuere Forschungsergebnisse sehen als Ursache dieser Störung häufig Stresserfahrungen in der Kindheit mit einer späteren hormonell fehlgesteuerten Stressverarbeitung. Als Auslöser kann auch eine ADHS in Betracht kommen. Solche Patientinnen leiden – wie wir gesehen haben – unter einem schlechten Selbstwertgefühl, sind ständig auf der Suche nach Anerkennung und überfordern sich selbst. Eine Stimulanzientherapie kann sowohl die ADHS wie auch die durch eine Fibromyalgie verursachten Schmerzen verbessern.

Frauen mit ADHS klagen nicht selten über einen Reizdarm, das heißt sie leiden unter Blähungen; Phasen von Verstopfung wechseln sich mit Durchfallepisoden ab. Unter Umständen kann es zu krampfartigen Schmerzen kommen, welche so ausgeprägt sein können, dass Patientinnen kurze Zeit handlungsunfähig werden.

Noch vor einigen Jahren wurde das Restless-Legs-Syndrom als Ausschlussdiagnose für eine ADHS gestellt. Heute geht man davon aus, dass auf Grund einer Störung im Dopaminstoffwechsel möglicherweise sogar eine Verbindung zwischen einer ADHS und dem Restless-Legs-Syndrom besteht. Die Patientinnen leiden unter seltsamen Empfindungen wie Ameisenkribbeln in den Beinen. Diese sogenannten Parästhesien stellen sich vor allem dann ein, wenn die Betroffenen im Ruhezustand sind – im Kino, Konzert, beim Lesen und besonders nachts im Bett. Durch Bewegung der Beine gehen die Symptome zurück. Der Schlaf ist dadurch oftmals gestört.

ADHS-Betroffene, ob Frauen oder Männer, leiden ganz allgemein oft unter **Schlafstörungen**. Sie haben Mühe beim Einschlafen, können das Gedankenkarussell nicht abstellen und weisen häufig einen unruhigen Schlaf auf, erwachen in den frühen Morgenstunden, ohne wieder einschlafen zu können, oder haben die größte Mühe morgens wach zu werden und den Tag in Angriff zu nehmen. Besondere Beachtung wird man jenen Patienten schenken, die von plötzlichen Schlafanfällen berichten – in langweiligen Vorlesungen oder, viel gefährlicher, beim Autofahren. Meistens handelt es sich hier um eine «Unterstimulation» des Aktivitätsniveaus, die dazu führt, und nicht um eine ausgeprägte Müdigkeit. Davon abzugrenzen ist eine eigentliche Narkolepsie (Auftreten von Schlafanfällen), die ohne ADHS-Symptome einhergeht.

Die besprochenen Probleme sind entweder Folge einer nicht-diagnostizierten ADHS oder hängen mit einer ADHS zusammen. Nur genaue Kenntnisse der Symptomatologie einer ADHS wird Klarheit bringen und eine sichere Diagnose erlauben.

Wie zeigt sich nun aber die eigentliche **Aufmerksamkeitsproblematik** speziell bei Frauen? Gemäß meiner Erfahrung sind die Konzentrations- und Merkfähigkeitsschwierigkeiten zwar individuell verschieden, doch besteht zwischen Männern und Frauen dabei kein großer Unterschied.

Anders verhält es sich mit der **Ablenkbarkeit**: Frauen tendieren häufiger dazu, sich in Tagträumen zu verlieren als Männer. Das hat jedoch möglicherweise auch mit den anderen Arbeitsanforderungen zu tun.

Gerade die Haushaltsroutine ist für ADHS-betroffene Frauen nicht einfach zu ertragen. Eine 35-jährige Patientin schildert dies folgendermaßen:

«Ich fühlte mich immerzu müde, obwohl ich viel und auch oft schlief. Ich wollte mich nur noch in meinem Bett verkriechen und in meiner Traumwelt leben. Meine Mutter hat schon immer die Hände gerungen, weil ich eine so schlechte Hausfrau bin. Sie kann nicht begreifen, wieso sie mich zum Aufräumen erzogen hat und ich jetzt in einem solchen Chaos lebe. In unserem Haus war und ist überall ein Chaos, man stolpert über alle möglichen Berge, die irgendwann mal aufgeräumt werden müssten. Die Küche ist überstellt, und manchmal finde ich nur noch ganz knapp Platz zum Kochen. Überall stapeln sich Berge von ganz wichtigen Dingen, die herumliegen und die ich bei allernächster Gelegenheit sofort bearbeiten will (was aber dann irgendwie doch sehr selten der Fall ist). An unserem Sideboard hängen unzählige Pendenzenlisten (alle selbstverständlich in stundenlanger Arbeit und mit viel Aufwand entworfen und durchdacht). Für diesen Bericht habe ich extra nachgezählt: im Moment habe ich auf meiner Pendenzenliste 3759 zu erledigende Punkte!»

Haushaltsführung und ADHS vertragen sich schlecht, die **mangelnde Organisationsfähigkeit** zeigt sich auch bei dieser Patientin:

«Mit Ordnung und Haushalt habe ich ein großes Problem. Ich schaffe es einfach nicht, den ganzen Haushalt in Ordnung zu halten. Wenn ich mich darauf konzentriere, dass die Küche und das Wohnzimmer sauber und aufgeräumt sind, bleibt sicher die Wäsche irgendwo liegen. Wenn ich jedoch die Betten mache und das Badezimmer putze, komme ich mit dem Abwasch nicht voran. Ich kann sehr gut anfangen zu putzen, bevor ich jedoch damit fertig bin, habe ich schon an drei anderen Orten begonnen, aufzuräumen oder sitze mit einem Buch, das ich gerade gefunden habe, auf dem Sessel und lese.»

Kürzlich erzählte mir eine ADHS-betroffene Ärztin, dass sie, anders als ihre Kollegen und Kolleginnen, ihre Ferien nie voll genießen könne. Sie verbringe jeweils die ersten Ferientage damit, Ordnung in ihrem Chaos von angesammelten Papieren, Notizen und Unterlagen zu schaffen. Männer haben für solche administrativen Aufgaben meistens Ehefrauen und/oder Sekretärinnen …

Die Aussage einer weiteren Berufsfrau, ebenfalls Akademikerin, soll stellvertretend für viele ADHS-betroffene Frauen sein, die Schwierigkeiten mit Planung, Organisation und Vergesslichkeit aufweisen:

«Heute habe ich wieder eine Mahnung und ein Ultimatum vom Steueramt erhalten. Das stresst mich ungeheim. Sicher wird das Treuhandbüro

sagen, dass sie die Unterlagen nicht rechtzeitig von mir bekommen hätten. Meistens schaffe ich es zwar, meine Termine einzuhalten, aber es kostet mich sehr viel Energie, nichts zu vergessen und sehr viel Überwindung und Zeit, so unangenehme Dinge wie Papiere einordnen oder Geschirr abwaschen zu erledigen. In meinem Kühlschrank sind immer wieder Dinge, die ich zu viel eingekauft habe und die deswegen verderben. Das nervt mich enorm. So kann ich auch niemanden einladen, weil ich mich dann schäme, wenn dies jemand merkt.»

Manch eine ADHS Frau wird sich jetzt ertappt fühlen, wenn von Handtaschen die Rede ist. Die Desorganisation zeigt sich in einem hohen «Handtaschenkonsum», denn solche Frauen sind immer auf der Suche nach der «idealen» Tasche. Das trifft sicher auch auf die eine oder andere nicht betroffene Frau zu. Ganz typisch und gut zu beobachten ist jedoch der Umstand, wie ADHS Frauen immer wieder den Inhalt ihrer Taschen durchstöbern auf der Suche nach einem bestimmten Gegenstand, um dann leider feststellen zu müssen, dass das gesuchte Objekt, trotz aller guten Vorsätze, zu Hause liegen geblieben ist …

Bei vielen meiner ADHS-betroffenen Patientinnen zeigt sich die Aufmerksamkeitsstörung auch beim **Autofahren**. Wahrscheinlich hängt das zum Teil auch mit dem schlechteren räumlichen Vorstellungsvermögen bei Frauen ab, ebenso können hormonelle Schwankungen neben der ADHS einen Einfluss haben. Schilderungen wie die nachfolgende sind nicht selten:

«…in dieser Zeit begann ich auch damit, Auto fahren zu lernen. Diese Aufgabe brachte mich nahe an die Verzweiflung. Ich hatte bestimmt im Ganzen ca. 150 Fahrstunden und wurde zwischendurch zum Verkehrspsychologen geschickt, da mein Fahrlehrer sich mit mir keinen Rat mehr wusste. Ich war schlicht nicht in der Lage, all die Dinge, die da gleichzeitig auf mich einströmten, all die Autos, die Verkehrsschilder und dazu noch einen belehrenden Fahrlehrer zu verarbeiten. Mein Kopf war wie blockiert. Alles, was mir gesagt wurde, hatte ich in der nächsten Sekunde vergessen. Wenn ich daran dachte, zur Seite zu schauen, wenn ich abbiegen wollte, war es mir einfach nicht möglich, gleichzeitig noch den Gang zu wechseln und dem Fahrlehrer zuzuhören … Die Fahrprüfung bestand ich beim zweiten Mal, allerdings nur Dank einem unglaublich einfühlsamen Prüfer. Ich fahre nach wie vor sehr unsicher Auto, es ist für mich ein sehr großer Stress.»

Und eine andere Patientin sagt:

«Wenn ich nun zu Ihnen komme, dann mit öffentlichen Verkehrsmitteln; meine Angst, Sie nicht zu finden oder die Abzweigung zu verpassen, überwiegt gegenüber der Bequemlichkeit, einfach ins Auto zu steigen.»

Als kleine Mädchen wurden sie nicht erfasst, sie wuchsen heran, wurden junge Frauen, Berufsfrauen, Ehefrauen und Mütter. Mit jeder neuen Lebensphase steigen die Anforderungen, die protektive, unterstützende Hilfestellung durch die Ursprungsfamilie ist nicht mehr gegeben. ADHS-Frauen fühlen sich überfordert, ihr negatives Selbstbild sehen sie bestätigt. Sie sind erschöpft, dekompensieren und werden depressiv …

«Meine Lern- und Wahrnehmungsschwierigkeiten jetzt abzuklären, hat mit meinem zunehmenden Leidensdruck zu tun. Ich spüre, dass meine Kräfte begrenzt sind und dass ich – in der Lebensmitte – mit abnehmenden Kräften leben lernen muss. Immer wieder stimuliere ich mich, indem ich mich hohen Eigen- und Fremdansprüchen aussetze. Es gelingt mir, über eine gewisse Zeit hohe Leistungen zu erbringen, dann tauche ich jeweils ab in eine Erschöpfung, um mich nach der Erholung wieder neu bis an meine Grenzen zu fordern. Ich möchte lernen, ausgeglichener zu leben und mit meinen Kräften haushälterischer umzugehen.»

In der deutschen Zeitschrift «Der Nervenarzt» vom Oktober 2003 sind erstmals in deutscher Sprache Leitlinien zur Diagnosestellung der ADHS im Erwachsenenalter publiziert worden. Zur Diagnostik wird dazu folgendes ausgesagt: «Die Diagnose einer ADHS im Erwachsenenalter ist eine «klinische Diagnose». Sie wird aufgrund eines Interviews mit dem Patienten und des darin erhobenen aktuellen psychopathologischen Befundes, der anamnestisch eruierbaren Symptome und des Verlaufs gestellt.
Es wird empfohlen, ergänzend zum Interview zur strukturierten Erhebung und Erfassung der Symptome und zur Dokumentation Fragebögen einzusetzen.
Testpsychologische Untersuchungen können die diagnostische Sicherheit erhöhen.
Für die Diagnosestellung einer ADHS im Erwachsenenalter ist es notwendig, dass sowohl im Erwachsenenalter die Kriterien einer ADHS durchgehend erfüllt sind als auch in Kindheit und Jugend die Kriterien erfüllt waren.»

Den ADHS-interessierten Fachkollegen, das heißt solchen, die sich in zunehmendem Maße mit diesen Patienten beschäftigen wollen und entsprechende Abklärungen und Therapien vornehmen, möchte ich empfehlen, diese Leitlinien zu befolgen.

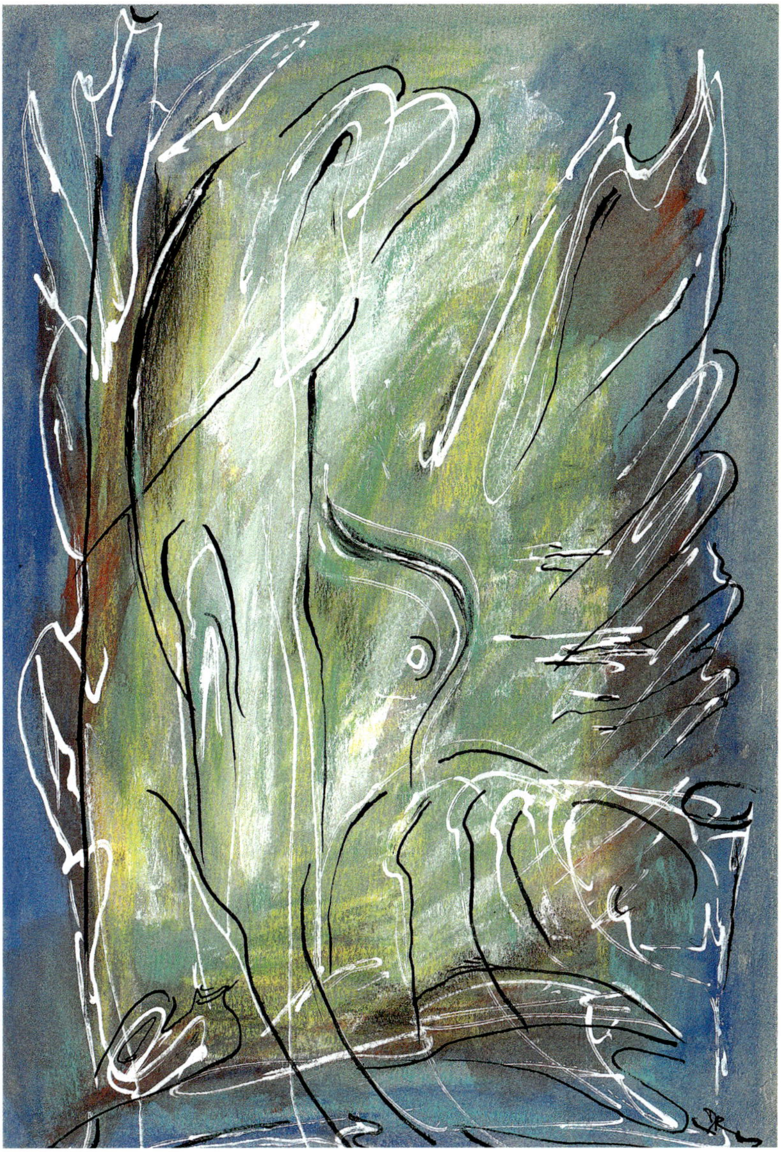

Schwangerschaft und Geburt

Die Lebensphasen und Lebensläufe ADHS-betroffener Frauen

Die kleinen Mädchen sind erwachsen geworden. Die Schwierigkeiten, welche diese Frauen als Kinder hatten, sind jedoch geblieben. Sie sind nicht mehr wohlbehütet, falls dem überhaupt so war, im Kreise ihrer Familie, sie müssen sich von nun an dem Leben selber stellen. Viele erfahren während der Ausbildungszeit große Hindernisse bei der Bewältigung des Lernstoffs. Sie spüren, dass sie zu mehr fähig wären, erreichen die gesteckten Ziele oft nur mit einem großen Aufwand oder auch nicht.

Die jungen Frauen gehen häufig zu rasch und zu unüberlegt Beziehungen ein und erleben so in dieser Phase ihres Lebens Frustrationen, Enttäuschungen, Hochs und Tiefs, die weit über das sogenannte Normale gehen. Fragen nach den Gründen dieses Andersseins drängen sich auf.

In der nächsten Lebensphase heiraten sie, werden Familienfrauen mit Kindern, und neue Probleme stehen an. Alle Frauen – ob mit oder ohne ADHS – sehen sich mit der schwierigen Tatsache konfrontiert, Familie und Beruf in Einklang zu bringen. Allen wollen sie es recht machen, sowohl dem Mann eine gute Ehefrau als auch den Kindern eine fürsorgliche, liebevolle Mutter sein, die selbstverständlich weiß, wie sie ihre Kinder zu erziehen hat. Am Arbeitsplatz möchte sie natürlich ebenfalls den Anforderungen gerecht werden. Für ADHS betroffene Frauen stellt die Lebensführung in diesem Zeitraum eine ganz besondere Herausforderung dar.

Falls der Ehemann selbst ADHS-betroffen ist («es war Liebe auf den ersten Blick», «wir hatten sofort einen Draht zueinander», «vom ersten Augenblick an wusste der eine vom anderen was er gerade fühlte, dachte, spürte» …) wird es trotz großer Liebe und viel Verständnis füreinander oftmals schwierig sein, Ordnung ins Chaos der Gefühle und des Haushalts zu bringen.

Falls der Ehemann nicht betroffen ist, wird er seiner Frau die dringend benötigte Ruhe und Struktur vermitteln. Ideal, würde man meinen. Mitnichten! Das Gefühl, vom Ehemann abhängig zu sein, ohne seine Unterstützung nicht überleben zu können, kann die Frau in eine regelrechte Krise stürzen.

Wie erleben nun die Ehemänner ihre von ADHS-betroffenen Frauen? Hierzu ein Erlebnisbericht:

«Meine Frau ist sehr kreativ. Wenn sie etwas im Kopf hat, ist es ihr egal, eine ganze Nacht durchzuarbeiten, damit die Arbeit rechtzeitig, wenn auch im letzen Moment, fertig wird. Sie kann sich so in etwas vertiefen, dass sie vergisst, das Mittagessen zuzubereiten. Es gibt Situationen, da wartet die ganze Familie im Auto um loszufahren, und sie schminkt sich seelenruhig fertig. Wenn meine Frau zur Arbeit geht, kommt sie mindestens zweimal vom Auto zurück, weil sie etwas vergessen hat. Dies kann der Autoschlüssel, die Brille, etwas dem Kunden Versprochenes, das Portemonnaie oder die Jacke sein. Sie ist sehr ungeduldig, mit sich selbst, mit den Kindern und auch mit mir. Meine Frau hat Mühe alle Termine der Kinder im Kopf zu behalten, sie vergisst die Kinder in die Rhythmik zu schicken, sie an das Turnen oder Baden in der Schule zu mahnen. Meine Frau hatte auch lange Mühe den Haushalt zu organisieren. Seit sie strikt am Donnerstagmorgen den Menüplan erstellt und sich eine Kartei angeschafft hat mit den entsprechenden Arbeiten auf Kärtchen hinter den Registern mit den Tagen, geht es viel besser. Wenn sie Bügelwäsche sieht von nur einer Woche, ist sie selten motiviert, diese sofort zu erledigen, ist ja ein ‹Nasenwasser›, in 30 Minuten erledigt. Sobald sich die Bügelwäsche von drei Wochen staut, wird es belastend und sie weiß nicht so recht wie sie das überhaupt bewältigen soll. Meine Frau liebt es über alles einkaufen zu gehen. Wenn sie etwas sieht, vor allem bei Kleidern und Schuhen, kann sie, wenn überhaupt, schlecht nein sagen. Ich empfinde sie als kaufsuchtgefährdet.»

Schön ist es zu lesen, wie dieser Mann seinen Bericht zum Abschluss bringt:

«Ich finde meine Frau attraktiv, sie ist einfühlsam, ich liebe ihre Initiative. Wir können zusammen sehr gut etwas genießen, zum Beispiel eine Spritztour mit dem Tandem, um im Nachbardorf ein Bier zu trinken. Wir haben ein schönes Eheleben, es wird immer spannender.»

Leider verhält es sich nicht immer so und es ist daher nicht verwunderlich und statistisch auch belegt, dass die Scheidungsrate dieser Ehen besonders hoch ist.

In einer Partnerschaft in der er, sie oder sogar beide eine ADHS aufweisen, besteht die hohe Wahrscheinlichkeit, dass auch eines oder mehrere Kinder betroffen sind. Dieser Umstand erleichtert das Leben nicht unbedingt. Allzu gut wissen wir, dass auch die größte Liebe und die beste Erziehung einem ADHS betroffenen Kind wenig «anhaben» können. Je nach Umfeld und dem Verständnis oder Unverständnis seitens Großeltern, Nachbarn und später der Schule kann der Alltag einer ADHS-betroffenen Mutter mit einem ADHS-betroffenen Kind zu einem zermürbenden Kampf ausarten.

Die Haushaltsführung mit der täglichen Routine, den unzähligen kleinen Handreichungen und langweiligen, sich immer wiederholenden Arbeiten stellt eine ADHS-betroffene Frau häufig vor eine unüberwindbare Aufgabe. Doch auch die Berufstätigkeit führt zu Problemen: Auch hochqualifizierte Berufsfrauen ecken immer wieder an, weil sie Arbeiten nicht termingerecht abgeben, wichtige Sitzungen vergessen und verpassen, in einem Meer von Papieren zu ertrinken erscheinen. Häufig arbeiten sie wie besessen an einer Sache, bis zur völligen Erschöpfung.

Die ADHS ist eine «life-long condition», das heißt sie besteht ein Leben lang. Die Peri-Menopause und die Menopause bedeuten für die meisten Frauen eine kritische Zeit. Für ADHS-Frauen ist diese häufig noch ausgeprägter, weil – wie wir bereits erfahren haben – die hormonelle Umstellung die vorbestehende Probleme verstärkt.

Die in diesem Buch geschilderten Lebensläufe meiner Patientinnen wurden in der Regel vor der ersten Konsultation bei mir verfasst. Ich habe versucht, eine möglichst breit gefächerte Auswahl zu treffen. Wegleitend waren für mich sowohl der Leidensdruck dieser Frauen als auch die Beschreibung der kennzeichnenden Symptome einer ADHS mit den vielfältigen Begleiterkrankungen.

Bei allen Patientinnen, deren Lebenslauf hier erscheint, fand immer eine sorgfältige Abklärung statt und es wurde die Diagnose einer ADHS gestellt.

Das Erscheinen meines zweiten Buches «Wir fühlen uns anders – Wie Betroffene mit ADS/ADHS sich selbst und ihre Partnerschaft erleben» entfachte unter Fachleuten eine rege Diskussion. Fragen wie «Gibt es eine kleine ADHS?», «Wie kommt es, dass ADHS-betroffene Menschen sich so gut ausdrücken können?» wurden gestellt.

Natürlich gibt es keine «kleine ADHS», doch der Ausprägungsgrad des Störungsbildes und der Leidensdruck kann sehr unterschiedlich ausfallen. Und weiter möchte ich den Zweiflern noch sagen, dass auch ein hoher Intelligenzquotient (IQ) mit einer ADHS einhergehen kann. Typischerweise ist aber gerade da die subjektive Befindlichkeit häufig stark gestört. Dies als Begründung, warum auch in diesem Buch mehrheitlich Patientinnen zu Wort kommen, die sich sprachlich gut mitteilen können.

Die Lebensläufe sind authentisch, es wurden nur geringfügige Änderungen und Kürzungen vorgenommen, um die Anonymität der Betroffenen zu wahren und sie wurden mit dem Einverständnis derselben zum Druck freigegeben.

Mit zwei Ausnahmen, in denen Mütter über ihre Töchter berichten, wurden die Lebensläufe nach dem Alter der Betroffenen eingeteilt, so dass die Entwicklung der Frauen in den verschiedenen Lebensphasen besser zum Tragen kommt. Ich habe mich bewusst auf kurze Kommentare beschränkt, die Lebensläufe sollen für sich sprechen.

Frauen ab dem 20. Lebensjahr

Eine 20-jährige junge Frau wird als reif und erwachsen bezeichnet und es wird von ihr erwartet, dass sie sich auch dementsprechend verhält. Sie sollte fähig sein, im Hinblick auf ihre berufliche Laufbahn und Beziehungen, die sie eingeht, klare Entscheidungen zu treffen. ADHS-betroffene Frauen können das nicht oder nur bedingt. Viele Frauen stehen in diesem Lebensabschnitt wegen der ganzen Aufmerksamkeitsproblematik wie vor einer großen Hürde, über die sie nicht springen können. Sie sollten selbstständig lernen, Prüfungen ablegen und sich im Beruf bewähren. Sie sind durch ihre Ablenkbarkeit aber oft «geistesabwesend», verlieren den «roten Faden», haben Mühe, sich zu konzentrieren und gestellte Aufgaben in einem vernünftigen Zeitraum zu beenden. Pendenzen werden auf die lange Bank geschoben, das Chaos ist vorprogrammiert. Mit anderen Worten: Sie können die nötige Aufmerksamkeit, Konzentration und Ausdauer nicht aufbringen. Das Arbeitsgedächtnis kann nicht in dem Ausmaß mobilisiert werden, dass Aufgaben und Arbeiten im geforderten Zeitrahmen erledigt werden. Sie sind vergesslich, verlegen wichtige Dinge und wissen nicht mehr, wo diese zu finden sind. In Gedanken versunken, in einer Phantasiewelt verstrickt, wirken sie nach außen desinteressiert und Lehrer und Arbeitgeber bringen für solches Verhalten entsprechend kaum Verständnis auf. Sie fühlen sich schnell einmal überfordert und es gelingt ihnen erst recht nicht, den Lernstoff oder das Arbeitspensum zu bewältigen. Die ständig geäußerten Vorwürfe «Wenn sie sich nur Mühe geben würden, dann würden sie es schon schaffen» sind ein zusätzlicher Faktor, der die Betroffenen eher lähmt als anspornt. Denn sie geben sich ja die erdenklich größte Mühe und doch schaffen sie es nicht. Falls es sich um Frauen handelt, die eher dem hyperaktiven-impulsiven Typ zuzuordnen sind, werden diese nicht weniger Probleme haben. Sie sind geschwätzig, haben wenig Gespür in Bezug auf Nähe und Distanz, sind leicht reizbar, unruhig und ungeduldig und haben eine mangelhafte Impulskontrolle. So kommt es nicht selten vor, dass diese Frauen ihre Kolleginnen brüskieren, in dem sie frisch drauf los erzählen – ohne sich dabei etwas zu denken – und zum Beispiel in allen Details über ihre nächtlichen Eskapaden berichten. Sie mischen sich ohne zu warten in Unterhaltungen anderer ein oder überraschen ihre Vorgesetzten im ungünstigsten Augenblick (zum Beispiel während einer wichtigen Besprechung) mit zwar guten, aber der Situation nicht entsprechenden Ideen. Es erstaunt deshalb nicht, wenn diese gutherzigen aber unangepassten Frauen immer wieder eine Kündigung erhalten. Spätestens nach der dritten Kündigung, die für die Betroffenen meist unverständlich ist, macht sich eine große Enttäuschung breit.

«Von Haus aus» stimmungslabil, «himmelhoch jauchzend, zum Tode betrübt» ganz besonders in den Tagen bevor die Menstruation einsetzt, entwickeln sie entmutigende Gedanken und Gefühle. Das sowieso eingeschränkte Selbstwertgefühl erlebt weiteren Schaden. Seelischer Schmerz ist die Folge, ein persönlicher Schmerz, der versteckt arbeitet. Man kann ihn nicht sehen, nur fühlen. «Die Frauen sprechen über geheime Qualen. Frag sie. Sie werden dir mit ihrer schmerzhaften Erfahrung antworten», schreibt Gellu Naum, ein rumänischer Schriftsteller.

Nicht selten wird in solchen Situationen zu Alkohol und Drogen gegriffen oder es entwickelt sich eine Essstörung. Eine andere Variante, diesen seelischen Schmerz zu verarbeiten, ist Beziehungen einzugehen und sexuell sehr aktiv zu werden. Für kurze Zeit fühlen sich diese jungen Frauen attraktiv und begehrenswert; ihre Selbsteinschätzung erlebt für kurze Momente eine positive Wende. Neue Sorgen treten auf, diese sind so schwerwiegend, dass sie selten schriftlich in einem Lebenslauf festgehalten werden. Sie können nur mündlich mitgeteilt werden: die Angst vor sexuell übertragbaren Krankheiten, ungewollte Schwangerschaften.

In ihrem Kummer verlieren sie schnell den Kopf, die Vernunft bleibt auf der Strecke, sie verlieben sich und gehen Beziehungen ein, ohne sich über die möglichen Konsequenzen Rechenschaft zu geben.

Die folgenden fünf Lebensläufe sollen Einblicke vermitteln, wie es sich «anfühlt», als Frau in diesem Alter von einer ADHS betroffen zu sein.

1. Eliane: «Wenn Ihr mir Grenzen setzt, dann bricht bei mir ein Vulkan aus ...»: Bericht aus Sicht der Eltern

Frühe Kindheit – die ersten zwei Jahre

Wir adoptierten Eliane, als sie drei Monate alt war. Eliane war ein untergewichtiges Baby, das sich schon bald durch Lebhaftigkeit und waches Interesse an der Umwelt auszeichnete. In der Folge fiel uns auf, dass Eliane sehr viel Abwechslung suchte und als ausgesprochenes Bewegungstalent Tanzen und Klettern über alles liebte. Außerdem suchte sie laufend Kontakt zu fremden Personen.

Vorschulalter

Eliane war in dieser Phase sehr lebhaft. Uns fielen gelegentliche Temperamentsausbrüche auf. Häufig schrie und strampelte sie wild, bevor sie erschöpft einschlief. Mit ähnlichen Wutanfällen reagierte sie, wenn man ihr Grenzen setzte. In Gesellschaft mit anderen Kindern mussten wir auf der Hut sein, weil ihre Temperamentsausbrüche oft in aggressives Beißen oder Schlagen ausarteten. Abgesehen von solchen Ausbrüchen war Eliane ein außerordentlich anhängliches und liebes Kind, das auch ein ausgesprochen gutes Verhältnis zu Tieren pflegte.

Eliane bastelte und zeichnete in diesem Alter bereits ungern und ungeschickt. Sie konnte sich kaum alleine unterhalten und suchte immer Bewegung, Sport und Spiele mit Kindern und Erwachsenen. Ihr Essverhalten schien uns ebenfalls auffällig. Sie aß sehr wenig während der Mahlzeiten, hatte aber während des ganzen Tages immer wieder Lust auf kleine Imbisse.

Schulalter

Die Schule war für Eliane über weite Strecken ein Kampf. Ihr fiel es schwer, sich anzupassen, Ordnung zu halten, nichts zu vergessen und saubere Hefte zu führen. Das sonst so aufgeweckte Kind erbrachte in der Schule nur mittelmäßige Leistungen.

Eliane etablierte mit Nachbarinnen einen sehr guten Kontakt und vertiefte ihre Beziehung zu Pferden, Hunden und unserer Katze. Reiten und klassisches Ballet füllten ihre Freizeit aus. In beiden Aktivitäten zeigte sie Ausdauer und Talent. Wir unterstützten sie in der Hoffnung, dass sie bei diesen Tätigkeiten die Einhaltung von Regeln und Disziplin lernen könnte.

In der Sekundarschule meldeten uns Lehrpersonen, sie hätten über all die Jahre vergeblich versucht, Eliane zu beeinflussen, etwas konzentrierter zu arbeiten und Ordnung in ihre Arbeit zu bringen.

Auch zu Hause führten wir einen dauernden Kampf gegen das Chaos. Alle Regeln, die wir aufstellten, zum Beispiel pünktlich zu Hause zu sein, wurden von Eliane immer wieder übertreten und in Frage gestellt.

Pubertät

Elianes Pubertät erlebten wir als sehr schwierige Zeit. Es fiel ihr nun noch viel schwerer, Ordnung in ihren Tagesablauf zu bringen. Gegen Regeln lehnte sie sich auf. Das führte gelegentlich zu aggressiven Ausbrüchen, sie zerstörte Sachen und griff uns sowohl verbal und als auch tätlich an. Oft gipfelten solche Ausbrüche darin, dass sie das Haus verließ und erst nach zwei, drei Tagen wieder zurückkehrte. Nach solchen Ausbrüchen fanden wir nach einigen Tagen in unserer Beziehung wieder zur Normalität zurück, aber es war nicht möglich, über die schlimmen Momente zu sprechen. Dieser Abbruch der Kommunikation machte uns besonders zu schaffen. Erst Jahre später war es Eliane möglich, über ihre Sicht dieser Ausbrüche zuerst über das Telefon und dann auch im Gespräch zu reden. Sie sagte uns: «Wenn ihr mir Grenzen setzt, dann bricht bei mir ein Vulkan aus, den ich nicht mehr stoppen kann.» Eliane war entweder ein warmherziges, nettes Mädchen oder sie verhielt sich aggressiv. Stimmungswechsel kamen schnell und ohne Übergang. Die aggressiven Ausbrüche traten immer wieder ohne zwingenden Anlass zu Tage und erschwerten die wichtigen Entscheidungen, welche in diesem Alter gefällt werden sollten.

Medizinische Abklärungen

Schon früh hatten wir die Vermutung, Eliane könnte unter POS leiden. Wir entschuldigten aber auch viele Verhaltensmuster mit ihrer Andersartigkeit und ihrem uns unbekannten genetischen Erbe. Wir orientierten uns über therapeutische Möglichkeiten und entschieden uns, durch einen möglichst klaren, geregelten Rahmen in der Familie ihre Entwicklung zu fördern. Später suchten wir zur Unterstützung eine Kinesiologie- und eine Spezialistin für Bachblütentherapie auf. Mit dem Beginn der Schwierigkeiten in der Pubertät holten wir dann professionelle Hilfe. Wir informierten uns umfassend über das Internet und kamen zum Schluss, dass ein klarer Fall von POS, respektive ADHS vorlag. Eine auf POS spezialisierte Ärztin stellte dann auch tatsächlich die entsprechende Diagnose. Weil Eliane aber bereits 15 Jahre alt war, riet sie uns vom Einsatz von Ritalin ab und schlug stattdessen eine Therapie vor, deren Ziel der bessere Umgang mit POS sei. <Eliane brach die Therapie nach zwei Sitzungen ab. Wir versuchten es in der Folge mit einer homöopathischen Behandlung und anschließend mit einer Familientherapie – ohne Erfolg. Eliane zeigte auch immer weniger Bereitschaft, mitzumachen. Mit zunehmender Ratlosigkeit suchten wir weiter und fanden über das Internet Dr. Amen, nahmen mit ihm Kontakt auf und kauften seine Bücher. Bei der Abklärung mit einer Psychologin stellten wir aber ent- täuscht fest, dass die amerikanischen Erkenntnisse hier kaum bekannt waren. Eliane begann mit Alkohol und Hanf zu experimentieren und kam zum Schluss, dass Alkohol ihre Ausbrüche eher förderten, während Hanf eine beruhigende Wirkung brachte. Sie begann nun gezielt, sich mit Hanf zu kontrollieren.

Berufliche Laufbahn

Bei der Berufsfindung tendierten wir aufgrund der schwierigen Erfahrungen mit der Schule dahin, unsere Tochter für eine Lehre zu begeistern. Nach einer Beratung im Berufsinformationszentrum mit Eignungs- und Intelligenztest riet ihr der Berufsberater jedoch, vorerst das Gymnasium zu besuchen. Sie war begeistert und wir ermöglichten ihr diesen Weg mit dem Besuch einer Privatschule. Trotz anfänglich vorhandener Motivation arbeitete sie aber zu wenig und konnte leistungsmäßig nur knapp mithalten. Nach einem Jahr wollte sie um alles in der Welt diese Schule bereits wieder verlassen und sich in Amerika zur Tänzerin ausbilden lassen. In der Folge begann sie nach einigen Wirren eine Ausbildung zur professionellen Tänzerin. Wieder begann sie mit großem Eifer. Schon bald stellte sich aber heraus, dass sie die Schule schwänzte und mit der Eisenbahn in der Schweiz herumfuhr. Wieder brach sie die Ausbildung von einem Tag auf den anderen ab und meinte, sie wolle nun eine kaufmännische Lehre machen. Doch im Juni waren alle Lehrstellen für das folgende Schuljahr bereits besetzt, und Eliane meldete sich gezwungenermaßen an einer privaten Handelsschule an. Einen Tag vor Schulbeginn erfuhr sie von einem Bekannten von einer anderen privaten Handelschule in unserer Nähe und präsentierte sich am folgenden Tag kurz entschlossen dort. Auch an der Handelsschule stellten wir wieder Unregelmäßigkeiten beim Schulbesuch fest. Dank der guten Unterstützung durch die Schule konnten diese Krisen jedoch überwunden werden. Eliane entwickelte erstmals in ihrem Leben ein wenig Freude am Lernen und schloss die kaufmännische Lehre nach drei Jahren mit Erfolg ab.

Danach suchte sie sich eine Stelle, welche sie nach einigen Wochen bereits wieder kündigte. Nun möchte sie mit einer weiteren Ausbildung beginnen (Physiotherapeutin). Zuerst aber muss sie einen sechsmonatigen Fernkurs absolvieren, der sehr viel Selbstdisziplin voraussetzt. Wir haben mit Eliane diesen Plan ausführlich besprochen und auf die Notwendigkeit einer beharrlichen Verfolgung ihrer beruflichen Ziele hingewiesen. Wir unterstützen sie in ihren Plänen, glauben aber, dass eine therapeutische Unterstützung sehr hilfreich wäre.

ab 18

Mit der Volljährigkeit entspannte sich die Lage insofern, als wir Eliane nicht mehr so viel vorschreiben mussten, sich die Kommunikation verbesserte und sie sich mit Hilfe von Kiffen teilweise beruhigte. Ausbrüche sind aber immer wieder aufgetreten, und die Tendenz zu unüberlegten Entscheiden hält an.

Sie pflegt einen sehr engen Kontakt zu uns, so dass wir sehr nahe miterleben, wie es ihr geht. Wir haben gelernt, die schönen Momente mit ihr zu genießen und wissen gleichzeitig, dass diese nicht von fester Dauer sind. Wir schaffen es aber bis heute nicht, ihren schnellen Stimmungsschwankungen zu folgen.

Unsere Einschätzung des Problems

Ein schwerer Ausbruch an Weihnachten 2001, durch übermäßigen Alkoholkonsum ausgelöst, hat uns wieder bewusst gemacht, dass das Problem POS noch keineswegs überwunden ist. Die zufällige Entdeckung Ihres Buches «ADS bei Erwachsenen» haben wir nun erneut zum Anlass genommen, Eliane für eine weitere Behandlung zu motivieren.

Wir wissen, dass Eliane sehr viel guten Willen hat, sich in die Familie einzufügen, gute Freundschaften zu pflegen, eine sinnvolle Aufgabe in der Gesellschaft zu erfüllen und so ihr Potenzial auszuschöpfen. Wir schätzen ihre aufgeschlossene freundliche Art. Sie hat auch hervorragende Talente:

- gute Kontaktfähigkeit zu Personen aller Altersschichten,
- einen freundlichen, angenehmen Umgang,
- eine schnelle Auffassungsgabe,

- ein großes Herz für Tiere,
- einen grenzenlosen Gerechtigkeitssinn.

Gleichzeitig meinen wir, dass ihr aus folgenden Gründen vieles nicht so gelingt, wie sie es möchte:

- Unordnung in alltäglichen Dingen (Rechnungen zahlen, Termine einhalten …),
- Vergesslichkeit und Unzuverlässigkeit,
- mangelnde Konzentration für eine Sache,
- Kontrollverlust in aggressiven Schüben.

Wir machen uns Sorgen, dass diese Schwierigkeiten sie darin hindern, ihre beruflichen Ziele zu erreichen und dass durch ihre aggressiven Ausbrüche die Gefahr von unüberlegten, zerstörerischen Handlungen sehr groß ist.

Obwohl wir grundsätzlich gegenüber Psychopharmaka kritisch eingestellt sind, sind wir nach all den Recherchen überzeugt, dass eine medikamentöse Unterstützung, begleitet von psychotherapeutischen Maßnahmen, eine große Hilfe darstellen würde.

Kommentar

Eine genauere Beschreibung einer von ADHS-betroffenen jungen Frau ist kaum möglich.

Eliane, eine hübsche, intelligente junge Frau, ist ein Adoptivkind. Sie hat fürsorgliche Eltern, beide sind erfolgreich berufstätig, die Familie kennt keine finanziellen Sorgen. Studien mit Adoptivkindern belegen eine hohe erbliche Komponente für die ADHS. An der letzten (2003) CHADD-Conference in den USA wurde ein Prozentsatz von ca. 40% angegeben. Das heißt, auch wenn, wie bei Eliane, die besten Voraussetzungen für eine glückliche, glänzende Entwicklung und Zukunft vorhanden sind, lässt sich die primäre (eben ererbte) Anlage nicht kompensieren. Die günstigen Umweltbedingungen können die ADHS-Problematik nicht vermeiden.

Zu Beginn der Therapie war Eliane dazu sehr motiviert und sprach auch gut auf eine Medikation an. Leider gelang es aber nicht, ihren Tagesablauf so zu strukturieren, dass eine erfolgreiche

Therapie über längere Zeit möglich wurde: Ausgelöst durch unregelmäßige Arbeitszeiten und weitere ungünstige Faktoren manövrierte sie sich zunehmend wieder in eine Negativspirale. Erneut wurde sie unzuverlässig, verpasste ihre Termine und war nur zeitweilig krankheitseinsichtig.

Erst vor einigen Monaten konnte die Betreuung im Rahmen einer schweren Krise wieder aufgenommen werden, indem im Rahmen einer zusätzlich aufgetretenen Anorexie (Körpergewicht 34 kg!) ein Klinikaufenthalt notwendig wurde.

In der Zwischenzeit hat sich Eliane erholt und ist – weiterhin unter medikamentöser Behandlung – wieder wohlauf. Ob sich wohl Eliane bereits über «dem Berg» befindet? Ich hoffe es, kann es aber nicht mit Sicherheit sagen. In einem nächsten Schritt muss die Planung ihrer Zukunft an die Hand genommen werden, Beruf und Freizeit sollten sich dabei die Waage halten.

Dieser Krankheitsverlauf zeigt auch, dass häufig eine langandauernde Begleitung von ADHS-Patientinnen unumgänglich ist und sich nicht nur auf eine Medikation beschränken darf.

Eliane, 6 Jahre später

«… ich gewöhnte mich eigentlich recht gut in den Klinikalltag ein. Weit wichtiger war aber, dass mir erklärt wurde, woran ich eigentlich zusätzlich litt, nämlich an Angststörungen mit Panikattacken. Es war damals genau so, als ich Ihr erstes Buch (zu «ADHS bei Erwachsenen») las – endlich konnte ich benennen und wissen, was mir fehlte! Es war hilfreich zu erfahren, was genau mit einem geschieht und dass ich nicht allein war.

Der Weg zur Genesung sollte aber ein langer und nicht immer einfacher werden: Ich nahm an zahlreichen Therapien teil, natürlich auch bei der ADHS-Gruppe, was mich übrigens oft zum Schmunzeln brachte – die waren tatsächlich alle genauso ‹gestört› wie ich. Ich persönlich würde meine ADHS heute um keinen Preis der Welt hergeben wollen, höchstens ab und zu ausschalten – verrückt …?!

Ich musste wie ein kleines Kind mit einer Begleitperson in die Stadt gehen (ich bekam Panikanfälle unter Menschen und in großen Einkaufszentren). Die Wochen verstrichen und ich wusste nun zwar, was ich hatte und was ich dagegen tun konnte, trotzdem fühlte ich mich, als hätte mein vorheriges Leben aufgehört zu exisitieren und als ob ich ein neues, viel komplizierteres begonnen hätte. Manchmal kam mir das Klinikleben total unreal vor, ich träumte den ganzen Tag. Ich begann zu meditieren, las Unmengen von Büchern, hörte Musik und sprach meine Träume, die so umfangreich geworden waren, auf ein Diktiergerät. Ich lernte dort ganz liebe Menschen kennen, mit einigen habe ich heute noch Kontakt. Von einigen Patienten (den Borderlinern) vernahm ich dann auch, dass sich selber zu schneiden die innere Spannung nehmen würde. Und somit kam der absolute Tiefpunkt meines Lebens: Ich war schon über 4 Monate in der Klinik, und wirklich besser ging es mir nicht. Also versuchte ich die Borderline-Methode. Da ich das aber noch nie gemacht hatte, schnitt ich mich viel zu tief viermal in den Vorderarm. Man nähte mir die Schnitte, und ich kam sofort in die geschlossene Abteilung der Klinik. Dieses Ereignis hat mich zurück ins Leben gebracht!

Dazu muss ich sagen, dass ich überhaupt kein Borderline-Typ bin, ich habe fast eine Phobie vor Spritzen, Messern und dergleichen. Ich entschied mich anschließend, die Klinik zu verlassen.

Mit der Angst kann ich mittlerweile umgehen, sie ist zwar auch heute noch mein ständiger Begleiter, aber ich habe gelernt, damit zu leben. Heute weiß ich, dass diese Angst schon früher da war, aber entweder konnte ich besser damit leben oder ich konnte sie unterdrücken.

Die ersten 3 Monate nach der Klinik waren hart, ich hatte keine Aufgabe, kein Ziel, nichts ... Ich begann auch, öfter zu trinken. Manchmal, beim Autofahren, dachte ich: Du könntest gegen den nächsten Baum fahren, es würde überhaupt nichts ausmachen. Wohl wegen meiner Eltern tat ich es nie ... zum Glück!, denn – eines Tages bemerkte ich, dass ich schwanger war! Alle Welt riet mir zur Abtreibung ... anfangs dachte ich es auch, bis ich zu einer Cranio-Sacral-Therapeutin kam. Nach dieser ersten Sitzung war es für mich klar, ich wollte dieses Kind, mein Kind.

Dieser Krankheitsverlauf zeigt auch, dass häufig eine langandauernde Begleitung von ADHS-Patientinnen unumgänglich ist und sich nicht nur auf eine Medikation beschränken darf.

Und dann kam mein Sohn zur Welt! Es gab Komplikationen bei der Geburt, aber das ist heute nicht mehr wichtig. Durch das Stillen ging es mir ausgezeichnet, und das ohne Medikamente, ich verbrachte das wohl schönste Jahr in meinem Leben. Ich wohne mit meinem Sohn in einer eigenen Wohnung im Elternhaus.

Aber wie das so ist mit ‹ADHS-lern›, kam nach dem Abstillen der Rückschlag, ein rapider Zusammenbruch, es muss wohl an den Hormonen gelegen haben. Dazu kam, dass mein damaliger Freund – er war auch bei der Geburt dabei – mich verließ, es war wohl doch zu viel für ihn. Irgendwann griff ich wieder zum Alkohol … und das Fatalste war die Entdeckung, dass Alkohol den Kater am Morgen vertrieb …

Ich trank nur schluckweise Wodka, gerade um genug Kraft zu haben, den Tag zu überstehen. Es war besorgniserregend, und dank meiner Eltern und meiner Therapeutin konnte ich ziemlich schnell in eine Klinik für Mutter und Kind eintreten.

Der Befund der Klink war für mich positiv: ich hatte kein Alkohol-Problem, ich musste vielmehr lernen, mein Kind auch mal abgeben zu können und nicht mein ganzes Leben nur nach ihm zu richten.

Die Verantwortung nicht zu teilen, 7 Tage die Woche, 24 Stunden allein, das ging einfach nicht länger. Nach drei Wochen durfte ich nach Hause, jetzt ist mein Sohn an einem Tag pro Woche in der Krippe und meine Eltern dürfen auch mal einen ganzen Tag mit ihm fort.

Zum Thema «Drogen»: Gekifft habe ich ja früher viel, seit der Schwangerschaft ist das Bedürfnis gleich null, zu trinken schien mir immer das Unauffälligste und Harmloseste zu sein … andere Drogen kamen für mich nie in Frage, wahrscheinlich weil ich genau weiß, wie labil ich in dieser Hinsicht bin. Zigaretten rauche ich erst wieder, seitdem mein Bub 6 Monate alt ist. Ich rauche aber nur im Freien, wasche mir danach die Hände und wechsle die Kleider … es ist das einzige Laster, das ich nicht aufgeben kann.

Heute kann ich sagen: Mein Sohn hat mein Leben gerettet. Was anfangs für viele wie das Ende aussah, war für mich der Anfang von etwas Herrlichem. Nicht dass ich nun total der Norm entspreche, mein Leben ist durch das Abenteuer ADHS gekennzeichnet, und natürlich ist es nicht immer einfach damit. Aber ich kann sagen, ich habe es geschafft. Mein Bub ist kerngesund, ein fröhliches, pflegeleichtes und total intelligentes Kind. Auch wenn die Bedingungen anfangs nicht gerade gut für ihn waren, haben wir alles erreicht – mit viel Liebe und Geborgenheit. Wir führen ein sehr strukturiertes

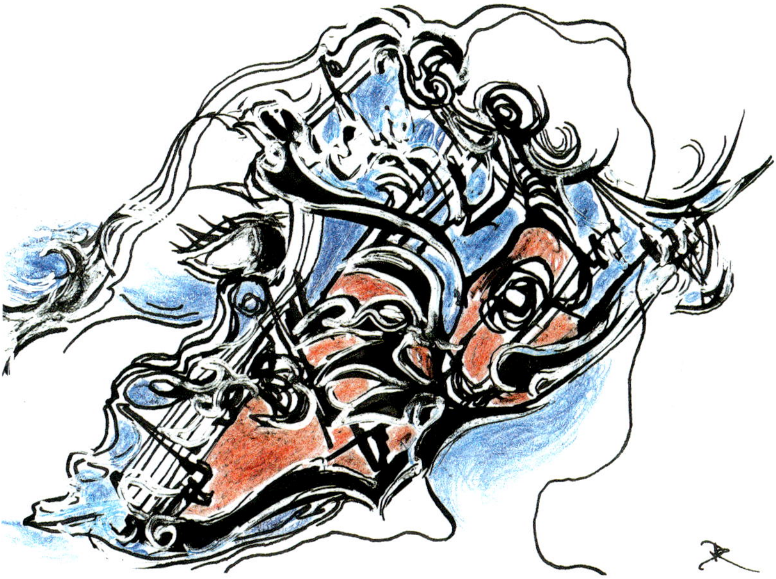

Chaos der Gefühle

Leben, die Tagesabläufe sind geregelt, und meine Verwandten und meine Eltern geben uns ein geborgenes Familiengefühl.

Seit 2 Jahren mache ich eine neue Ausbildung, als Cranio-Sacral-Therapeutin, ich muss wohl in einem früheren Leben Ähnliches getan haben, irgendwie liegt es mir, anderen zu helfen.

Ich besuche auch regelmäßig eine Psychotherapeutin, welche wirklich sehr gut ist und mich sehr gut unterstützt. Die Therapeutin hat übrigens mehrere Exemplare Ihrer Bücher in ihrer Praxis zum Weitergeben.

Ich bin stolz auf uns alle, und ich würde, stünde ich nochmals vor der Entscheidung, nichts anders machen!»

2. Barbara: Lebensmut und Stehaufmännchen

Aus der Sicht der Mutter:

Bei unserem ersten Kind Barbara hatte ich eine problemlose Schwangerschaft. Langandauernde Geburt, anschließend sehr trinkfaul.

Bis zum dritten Monat habe ich voll gestillt. Anlässlich der Dreimonatskontrolle stellt der Kinderarzt fest, Barbara habe durchsichtige Haut, die für unterernährte Kinder typisch sei. Sofort wurde auf den Schoppen gewechselt, aber auch da lief nicht viel mehr. Mit circa fünf Monaten bekam sie zweimal pro Tag Brei, trank aber am Morgen knapp 100 Gramm Schoppen. Mit ungefähr neun Monaten verweigert Barbara sowohl den Morgen- wie auch den Abendschoppen, weshalb sie nur noch mit Brei ernährt wurde. Noch heute ist Barbara eine sehr unregelmäßige Esserin.

Barbara zeigte eine verzögerte motorische Entwicklung und lief erst im Alter von 18½ Monaten. Angefangen zu sprechen hat sie mit ungefähr 2½ Jahren. Vorher verständigte sie sich mit einer Zeichensprache (circa 42 verschiedene Zeichen).

In der Bewegung war sie oft unbeholfen und ungelenk. Mit 3½ Jahren stieg sie immer noch mit jeweils dem gleichen Fuß vorangehend die Treppe hinunter. Kommentar des darauf angesprochenen Kinderarztes: «Sie müssen Ihr Kind nicht immer mit anderen vergleichen.»

Mit etwa fünf bis sechs Jahren lernte sie den Purzelbaum nach ihrem um zwei Jahre und vier Monaten jüngeren Bruder – nicht durch Nachahmung, sondern nach Erklären der einzelnen Schritte bis zum Resultat.

Keine Trotzphase mit drei Jahren, sehr verständnisvoll, ruhig, still und lieb; auch dem kleinen Bruder gegenüber, dem sie eher mütterlich beschützend entgegentrat. Anderen Kindern gegenüber war sie ängstlich und zurückgezogen, ohne Mutter neben sich wollte sie nie draußen spielen.

Wegen ihres Ekzems, das sie etwa nach dem ersten Lebensmonat bekam, und dem davon herrührenden Juckreiz, hatte sie längere Zeit Mühe durchzuschlafen. Bis sie ca. 5½ Jahre alt war, schlief Barbara nicht manche Nacht durch. In den schlimmsten Zeiten rief sie bis zu siebenmal pro Nacht. Nach Behandlung durch einen anthroposophischen Arzt wurde es langsam besser. Allergien bestehen heute noch.

Mit ungefähr 5½ Jahren Anzeichen einer ersten Depression, aber damals noch nicht als solche erkannt – wahrscheinlich ausgelöst durch Ängste vor dem Kindergarteneintritt. Sie klammerte sich extrem an mich und folgte mir bis auf die Toilette.

Den Kindergarten besuchte sie zwei Jahre lang. Sie fand keine Kontakte zu anderen Kindern, es sei denn als Lückenbüßerin. In der Grundschule wünschte sie sich sehnlichst eine Freundin, hatte aber die gleichen Probleme wie im Kindergarten.

In der ersten Klasse weinte Barbara abendlang, war durch nichts zu trösten, konnte aber auch nicht sagen, was sie bedrückte, außer dass sie Angst vor dem Turnen habe. Häufig wurde Stafettenlauf gemacht, mit Balancieren über Langbänke. Barbara hatte dabei Mühe mit dem Gleichgewicht, war sehr langsam oder aber fiel vom Bänkli herunter. Die anderen Kinder waren sauer auf sie: «Deinetwegen haben wir verloren.» Als sie nach einem halben Jahr Schule erzählte, ihr laufe oft, auch in der Schule, das Augenwasser, sprach ich mit der Lehrerin. Sie: «Ich habe es schon gesehen, ich dachte ihr habt daheim Probleme.» Daraufhin konnte Barbara nach einem Besuch der Erziehungsberatung in einer von der Gemeinde geführten Psychotherapiegruppe mit zwei, drei Kindern insgesamt mitmachen, was die Ängste und das Weinen sofort mindern ließ.

Bei den Aufgaben hatte ich insofern eine Vergleichsmöglichkeit, als unsere beiden Kinder im Abstand von zwei Jahren auf der Unterstufe stets dieselben Lehrer hatten.

Während mein Sohn die Aufgaben meistens schon in der Schule erledigt hatte oder nach höchstens einer halben Stunde fertig war, musste ich neben Barbara Nachmittage sitzen, um sie immer wieder auf das vor ihr liegende Blatt oder Buch hinzuweisen. Sie war auch sehr vergesslich. Wenn ich ihr noch in der Oberstufe drei Sachen zur Erledigung auftrug, hatte sie bestimmt zwei davon vergessen. Ihre Konzentration hielt nie sehr lange an.

Die nächste Depression folgte mit elf Jahren, eventuell ausgelöst durch den Lehrerwechsel und die Vorbereitungen auf den Übertritt in die Sekundarschule oder durch die Krankheit meiner Mutter. Abendlanges Weinen, auch morgens. Sie konnte keinen triftigen Grund angeben. Nach stundenlangem Trösten – sie kam mir manchmal vor wie eine Zwiebel; ich musste Haut um Haut ablösen, um auf den Kern zu stoßen – erzählte sie mir ihre «Zwangsgedanken». Ein Beispiel: Meine Mutter, zu welcher ich eine sehr enge Beziehung hatte und die auch die Kinder sehr liebten, war an Krebs erkrankt. Ich pendelte zwischen meiner Mutter und meinem Haushalt hin und her, um sie zu pflegen und ihr zu helfen. Barbara erzählte mir nun nach langem Weinen, sie wolle nicht, aber sie müsse immer denken, ich würde Großmutter nur pflegen, und würde sogar machen, dass sie schneller sterbe, damit ich sie beerben könne. Solche Gedanken machten Barbara große Angst.

Da wir als Eltern damals mit den Kräften am Ende waren, gingen wir mit Barbara zu einer Kinderpsychiaterin, welche uns sagte, Barbara sei ein POS-Kind mit einer reaktiven Depression. Sie rate uns aber ab, die langwierigen Untersuchungen über sie ergehen zu lassen, da die Invalidenversicherung sowieso jetzt nichts mehr zahlen würde, weil die Diagnose ein Jahr zu spät erfolgt sei, um als Geburtsgebrechen durchzugehen.

Nach einer Weile besserte sich die Depression wieder. Mir ging es auch besser, da ich Barbaras Probleme nicht mehr als mein erzieherisches Versagen wertete.

Da die Depression mit den Sekundarschulvorbereitungen zusammentraf, verzichteten wir auf die Prüfung und schickten sie in eine Privatschule. Mit dem Schulwechsel hatte sie keine Probleme. Nach anfänglichen Anpassungsschwierigkeiten fand sie lose Freundschaften – meistens als Dritte im Bunde – und wurde von den anderen Kindern besser akzeptiert.

Trotz den sich wiederholenden Tiefschlägen – Konzentrationsprobleme und Vergesslichkeit holten sie auch in der Lehre als medizinische Praxisassistentin und auch später immer wieder ein – bewundere ich ihren immer wiederkehrenden Lebensmut und ihre Qualitäten als «Stehaufmännchen». Wie sie mir letzthin sagte, empfinde sie ihr Problem als etwas, das sie immer wieder verfolgt, als jemand, der immer mit einem Messer in der Hand hinter ihrem Rücken stehe.

Ich finde, dass sie trotz ihren Schwierigkeiten das Leben bisher bewundernswert gut gemeistert hat. Es ist nur schade, dass wertvolle Menschen, die Mühe mit der Konzentration haben, im heutigen mit Stress verbundenen Berufsalltag keinen Platz mehr zu haben scheinen.

Kommentar

Depressionen im Kindesalter sind bei ADHS-Mädchen vom unaufmerksamen Typ, wie es hier der Fall ist, nicht selten anzutreffen. Äußere Vorkommnisse können solche Depressionen auslösen. Barbara erhielt von ihrer Mutter zwar viel Liebe, Zuwendung und Verständnis, die sich wiederholenden «Tiefschläge» konnte die Mutter jedoch nicht verhindern.

In zwei Jahren drei Kündigungen einzustecken ist hart. Erfolgreich hatte sie ihre Ausbildung als Medizinische Praxisassistentin abgeschlossen und freute sich, ihren Beruf auszuüben. Immer wieder brachte sie die ADHS zum Stolpern. Vergesslichkeit, mangelhafte Konzentration und manchmal auch Unzuverlässigkeit sind in diesem Beruf nicht erlaubt: Verwechslung einer Impfung, das unterlassene Anschreiben einer Blutprobe, das Angewiesensein auf konstante Kontrolle durch ihre Kolleginnen, die Mühe, begonnene Arbeiten konsequent und an einem Stück zu beenden – die Aufzählung ließe sich noch erweitern ... Dies alles führte aber immerhin zur Zuweisung für eine ADHS-Abklärung durch den informierten Arbeitgeber.

Stimmungsschwankungen begleiten diese Patientin seit ihrer Kindheit und trotzdem ist sie – wie ihre Mutter sie beschreibt – ein Stehaufmännchen. Ihren gelernten Beruf hat sie inzwischen an den Nagel gehängt. Barbara hat einsehen müssen, dass es so nicht weitergehen kann. Eine Zweitausbildung ist geplant und ich denke, dass sie mit dem Wissen über ihre Schwierigkeiten, der richtigen Medikation und einem Coaching ihren zweiten Anlauf erfolgreich zu Ende bringen wird.

3. Martina: «Nur noch heute, ab morgen ist alles gut.»

Ich war ein Trotzkopf. Es wird erzählt, ich hätte sogar bis zum Erbrechen «gezwängt» und getobt. Nachtragend war ich aber nicht. War ich nun ein Sorgenkind? Einerseits ja, andererseits nein. Ich weiß, dass ich sehr gerne schlief und nicht selten freiwillig ins Bett ging. Meine Mutter spricht von einem «eigentlich lieben Kind». Im Gegensatz zu meinen Schwestern verreiste ich oft und sehr gerne. In fast jeden Ferien war ich unterwegs und wollte oft nicht wieder heimkehren. Gerne stand ich immer wieder im Mittelpunkt. Ich war ein geselliges, lustiges Kind. Immer musste etwas laufen, ich war keine Denkerin, viel mehr die Macherin. Auch tat ich viel Gutes wie Kinder hüten, mit anderen spielen, mit den Kleineren auf dem Schulweg sein oder einfach helfen. Mir fiel aber auch viel Blödsinn ein und ich war mutig, lotete gerne Grenzen aus. Ich bekundete nie Probleme, auf Leute zuzugehen – ja, ich mochte Menschenmengen.

In den Kindergarten ging ich sehr gerne. Dass ich am letzten Tag heimlich geweint habe, werde ich wohl nie vergessen. Auch auf der Unterstufe war ich eine begeisterte Schülerin. Meine Schwäche lag, wie auch heute noch, beim Lesen. Lustigerweise habe ich aber liebend gerne geschrieben (Aufsätze, Briefe) und das mit den Zahlen schien mir logisch. Auch Sport mochte ich. Wie mein Schulbericht der ersten Klasse aussagt, war ich im Handarbeiten etwas ungeschickt. Später liebte ich dieses Fach. Zeichnen gehört aber zu meinen Schwächen, auch sprachlich bin ich kein Genie.

Die schulischen Schwierigkeiten begannen in der Sekundarschule (6. Klasse). Ich hätte mehr machen sollen als einfach die Hausaufgaben, was mir schlicht nicht lag. Heute finde ich, dass ich mich durch die restliche Sekundarschulzeit sowie durch die KV-Jahre gemogelt habe. In gewissen Bereichen war ich wohl einfach «clever».

Als Kind mochte ich meine Person, beziehungsweise machte ich mir keine Gedanken über mein Selbstbild. Mit der Pubertät kamen die Rundungen und ich wollte abnehmen – dies war ja der Trend. Auch meine älteste Schwester begann auf Kalorien und Kilos zu schauen. Nur ja nicht dicker sein als sie! Mein Motto war: Wenn schon nicht hübsch und schön, dann wenigstens schlank und rank. Ich hatte oft Nasenbluten und eine Notoperation an einem Montagabend ermöglichte mir, während einer längeren Phase auf das Essen zu verzichten. Ich nutzte die Situation aus und verweigerte längere Zeit das Essen.

Die Kilos purzelten – das gefiel mir. Von wohl über 60 Kilogramm war ich schnell mal auf der 50er-Grenze und bewegte mich langsam gegen die 40er-Marke. Das mit dem Erbrechen hatte ich schon einmal gehört und probierte es aus. War «easy» und ich hatte das Mittel zu dieser Sucht, die mich seither begleitet. Ich konnte essen, damit die anderen zufrieden waren und anschließend erbrechen, damit ich zufrieden war … Es dauerte nicht lange, bis ich süchtig war.

Über Monate, ja vielleicht sogar Jahre, aß ich um zu erbrechen und erbrach um weiter zu essen. Wie eine Drogensüchtige dachte ich: «Nur noch heute, ab morgen ist alles gut.» So oft habe ich vor mir selber versagt. Ich hasste diesen Menschen, der da in mir steckte und sage mir, wenn ich das mit dieser Bulimie bis zu einem Alter von 24 Jahren nicht geschafft habe, dann bringe ich mich um. Schließlich liegt dieses Alter in ferner Distanz, wenn «Frau» gerade 16- oder 17-jährig ist. Solche Gedanken hatte ich oft und hege sie noch heute: Alles oder nichts, leben oder sterben, dünn oder dick, jetzt oder nie, lieb oder böse … Eine Kollegin hat mir einmal gesagt, dass bei mir die Grau-Stufen fehlten. Bei mir sei immer alles schwarz oder weiß. An diese Aussage denke ich oft.

Ich war nicht der Teenager, der an Partys ging, rumhängte … Ich verbrachte viel Zeit mit Kinderhüten. Sicher mag ich Kinder und diese mich. Zudem wurde ich gebraucht, was mir Bestätigung gab, verdiente etwas Geld, konnte aber auch unbeaufsichtigt meiner Ess-Brech-Sucht freien Lauf lassen. A propos Geld, ich glaube, dass ich während meiner Suchtjahre fast 50 000 Euro «verkotzt» habe. Hinzu kommen schließlich noch Therapien, die ich teilweise selber bezahlt habe.

Dank einer drogensüchtigen Frau, die vermutete, dass ich ein großes Problem hätte, weil ich ihr unbedingt helfen wollte, gelang mir das erste Reden über meine Krankheit. Dann folgten Gespräche mit einer Ärztin und einer Psychologin. Ich besuchte auch eine Selbsthilfegruppe – einer meiner wichtigsten Schritte in meiner Suchtkarriere. Ich sah zum ersten Mal ganz normale Leute, die das gleiche Problem hatten wie ich. Ich wusste, dass Bulimie verbreitet war, konnte mir aber kaum vorstellen, dass jemand etwas derart Schreckliches ebenfalls freiwillig tat!

Nach über 6½ Jahren ununterbrochener Sucht – jeden Tag erbrach ich mehrmals – hatte ich rasch einmal abstinente Phasen, dachte aber 24 Stunden pro Tag ans Essen, respektive ans Nicht-Essen. Jeder Tag war ein Kampf, auch wenn er erfolgreich verlief. Ich erlitt aber auch immer wieder Rückfälle. Und wenn ich einen Absturz hatte, waren alle

Anstrengungen für nichts gewesen. Ich brauchte wieder einige Zeit, um mich aus dem Teufelskreis zu befreien.

Logischerweise litt mein Selbstwertgefühl. Manchmal fand ich, dass der Kampf gegen die Sucht sich nicht ausbezahlte. Irgend etwas hielt mich aber davor zurück, völlig aufzugeben. Eigentlich wollte ich noch Hauswirtschaftliche Betriebsleiterin lernen, weshalb ich ein halbjähriges Praktikum in einer Psychiatrischen Klinik absolvierte. Dass ich es nicht aushielt, um und mit Lebensmitteln zu sein, musste ich mir dort eingestehen. Ich fasste den Mut und sprach mit meiner Vorgesetzten. Auch dies war ein guter Schritt: Ich durfte zu einem Arzt, der die Verbindung zu einer Psychologin knüpfte. Für mich war und ist diese das goldene Los in meinem Leben. Von Anfang an war sie mir sehr sympathisch, ihre Therapieform (Verhaltenstherapie) lag mir. Zwar war es viel Arbeit, aber ich finde, dass ich heute auf einem guten Weg bin.

Heute habe ich den Bulimie-Kampf dank Medikation nicht mehr. Ich bin stolz, nach jahrelanger Ess-Brech-Sucht dieses Problem im Griff zu haben. Manchmal frage ich mich aber: «Ist das nun schon alles?» Ich setze mich immer wieder unter Druck, beruflich nichts erreicht zu haben, weil ich ja nur eine kaufmännische Ausbildung gemacht habe. Ich bin überhaupt nicht «karriere- oder geldgeil», aber überall ist zu lesen, wer sich nicht weiterbilde, bleibe stehen. Gerade in meinem Umfeld kommen die Leute irgendwie weiter, sie machen Schulen, Diplome, Ausbildungen … und ich?

Diesen Frühling habe ich nun meine zweite Ausbildung abgebrochen, weil ich mich in der Schule schlicht nicht konzentrieren konnte (was mir aber in Hawaii im Sprachkurs vier Wochen lang bestens gelang). Auch das mit dem Lernen zu Hause klappte nicht. Ich verschob das Lernen immer wieder und ließ mich durch alles ablenken. Mit fünfzigseitigen Skripts war ich überfordert und das Kartenhaus brach erneut in sich zusammen. Dabei hätte ich nur für ein halbes Jahr über einen starken Willen verfügen müssen. Ich hatte schlaflose Nächte, zitterte und wurde für mein Umfeld (vor allem bei der Arbeit) unausstehlich. Kaum hatte ich die Schule abgebrochen, fühlte ich mich viel besser. Schlaf-, Lebens- und Arbeitsqualität nahmen sprunghaft zu. Das war das Positive an der Geschichte, dennoch fühlte ich mich schlecht, weil ich erneut etwas nicht durchziehen konnte.

Dass ich, wenn ich heutzutage noch ein Kind wäre, als «Ritalin-Kind» gälte, habe ich irgendwann mal selber gesagt. Dass es ADHS auch bei Erwachsenen gibt, darauf machte mich meine ehemalige Psychologin aufmerksam, als ich sie im Frühling in der Verzweiflung wegen der Schule kontaktierte. Ich las darauf hin Berichte und das Buch «ADS bei Erwachsenen». Teilweise hatte ich den Eindruck, dass die darin enthaltenen Aussagen von mir stammten … Immer zu spät oder knapp in der Zeit, ein ewiger Kampf mit der Uhr, viele Sachen gleichzeitig beginnen, kaum etwas zu Ende führen, innerhalb von Augenblicken himmelhoch jauchzend, zum Tode betrübt, struktur- und manchmal auch hoffnungslos und dann die ganze Suchtgeschichte … Ja, passe ich nun in das ADHS-Bild erwachsener Menschen?

Kommentar

Hier liegt praktisch ein klassisches Bild für das Zusammentreffen zweier psychiatrischer Krankheitsbilder, ADHS und Bulimie, vor. Bezeichnend ist die Tatsache, dass auch nach der Überwindung der Bulimie dank einer medikamentösen Therapie mit einem Antidepressivum und einer engmaschigen psychotherapeutischen Begleitung sowie enormem Einsatz der behandelnden Psychologin – während Wochen hat sie zusammen mit der Patientin die Hauptmahlzeiten eingenommen und somit ein gesundes Essverhalten und Struktur vermittelt – die ADHS-Symptomatik nicht tangiert wurde und entsprechend auch zusätzlich behandelt werden musste.

Begleitend zur antidepressiven Medikation wurden Stimulanzien eingesetzt. Die Patientin erlebt sich so viel ruhiger, ist Stimmungsschwankungen weit weniger unterworfen und kann sich viel besser strukturieren. Ist es ein Zufall oder eine Folge der Therapie, dass die Patientin seit kurzer Zeit einen Freund hat? So wie es aussieht, scheint es sich dabei um eine ernsthafte Beziehung mit einer Zukunftsperspektive zu handeln.

4. Isabelle: «Ich fange vieles an und beende davon nicht einmal die Hälfte»

Ich war ein sehr aktives Baby. Stets gut gelaunt. Mit zwei Jahren hatte ich meine ersten Wutanfälle, ich soll mich zu Boden geworfen und mit Händen und Füssen getobt haben.

In der Primarschule sagte meine Lehrerin, ich hätte Konzentrationsschwierigkeiten, sei eine Anführerin und würde die anderen Kinder anstiften und sie während des Unterrichts stören. Mein Vater sei als Kind ähnlich gewesen, habe auch nie Hausaufgaben gemacht, sei konzentrationsschwach gewesen, hatte Probleme, Autoritäten zu akzeptieren.

Von der 5. bis 9. Klasse war ich eine mittelmäßige bis gute Schülerin, die Hausaufgaben erledigte ich nur, wenn ich sie interessant fand. Manchmal packte mich der Ehrgeiz und ich lernte bis in die Nacht hinein, um eine gute Note zu erzielen. Leider war das selten der Fall. Ab der 5. Klasse hatte ich bereits die ersten Schwierigkeiten mit Autoritätspersonen. Mein Lehrer nannte mich eine «Mafia-Bossin» und mein Vater musste meinetwegen mehrmals in die Schule. Der Lehrer verbot einigen meiner Freundinnen und Mitschülerinnen, mit mir zusammen zu sein; ich würde auf sie einen schlechten Einfluss ausüben …

Ich war immer sehr sportlich und im Turnen sehr beliebt. Mit 13 begann ich mit Karate. Körperlich aktiv zu sein tat mir gut und half mir auch, mich etwas besser konzentrieren zu können.

Meine Mutter bezeichnet mich als streitlustig, manchmal als hartnäckig oder sogar aggressiv (was ich natürlich bestreite). Wie meine Freunde ist sie der Meinung, dass ich einen sehr starken Charakter habe und beim Argumentieren gewieft sei.

Mein großes Problem, das sich während sechs Jahren hinzog, war die Berufswahl. Nach dem zehnten Schuljahr habe ich mich mit einem Unwohlgefühl für die kaufmännische Laufbahn entschieden.

Um nach dem Abschluss der kaufmännischen Lehre nicht zu lange arbeitslos zu sein, habe ich während zweier Jahre verschiedene temporäre Einsätze in diversen Firmen angenommen. Ich musste mich immer wieder anpassen: neue Arbeit, unbekannte Arbeitskollegen, wechselndes Umfeld, andere Arbeitswege. Am Anfang war das aufregend und eine echte Herausforderung, aus einer schwierigen Situation das Beste zu machen. Doch wo ich auch arbeitete, ist mir bewusst geworden, dass der kaufmännische Bereich nicht meine Berufung sein konnte. Bei meiner letzten Anstellung als kaufmännische Angestellte beim Sozialdienst sagte mir der Umgang mit schwierigen Klienten sehr zu. Allerdings war die Möglichkeit, in meiner Position als Sekretärin zu helfen, beschränkt. Diese Erfahrung war ausschlaggebend, dass ich mich nach einem anderen beruflichen Weg umgesehen habe. Bei den ins Auge gefassten gestalterischen Berufen fehlte mir allerdings der Kontakt zu den Menschen. Zudem wollte ich meine kreative Ader einfließen lassen und meine Freizeit, in der ich mich vermehrt für Kinder engagierte, in den Vordergrund rücken. Im Gespräch mit Freunden sowie meiner Berufsberaterin bin ich schließlich auf den Beruf einer soziokulturellen Animatorin gestoßen.

Ich hatte immer Schwierigkeiten im Umgang mit autoritären Personen. Heute kann ich damit besser umgehen, habe aber immer noch meine Mühe.

Im Umgang mit autoritären Personen reagiere ich sehr emotional, wenn mir oder sonst jemandem Ungerechtigkeit zugefügt wird. Vielleicht ist das auch der Grund, dass ich im sozialen Bereich tätig bin.

Von der Außenwelt werde ich als eine selbstständige, starke, selbstbewusste Person wahrgenommen, die weiß, was sie will. Dieses Bild und meine eigene Wahrnehmung stimmen nicht immer überein.

Ich erledige immer alles erst in letzter Minute. Manchmal gehen mir auch wichtige Dinge durch die Lappen. Ich verschlafe Sitzungen, komme zu spät. Ich fühle mich manchmal überfordert. Meine Freunde sagen, dies sei kein Wunder angesichts meines Versuchs, Schule, Beruf, Prüfungen, Projekt, Familie und Privatleben unter einen Hut zu bringen. Ich selber habe das Gefühl, rasch überfordert zu sein.

In meiner Wohnung herrscht ein latentes Chaos. Den Schlüssel verlege ich mehrmals am Tag. Wenn es nur der Schlüssel wäre! Das Mobiltelefon muss ich häufig über den Festnetzanschluss in meiner Wohnung suchen.

Obwohl ich mir gute Strukturen auferlegt habe, bin ich dennoch sehr zerstreut. Ein Einblick in meinen Tagesablauf: Morgens, wenn der Wecker läutet, stelle ich ihn mindestens fünfmal ab. Meine Augen öffne ich nur mühselig. Meistens muss ich zuerst noch liegen bleiben, damit ich nicht über meine herumliegenden Schuhe stolpere. Einmal wach bin ich meistens gut gelaunt. Ich gehe als erstes in die Küche, um mir einen Kaffee zu machen. Der Weg in die Küche bis zum Trinken meines Kaffees wird durch viele Kleinigkeiten erschwert: Zuerst lade ich meine E-Mails herunter, gieße noch die Pflanze bevor der Computer aufgestartet ist, muss zuerst aber das Wasser in der Pet-Flasche auffüllen, die herumstehende Tasse kann ich doch auch in die Küche mitnehmen. Aha, die «Weltwoche» ist schon da, sicher wieder etwas Spannendes. Ich sitze, gerade wo ich bin, auf den Boden und beginne mit lesen. «Pip-pip» – ein SMS empfangen, ich schreibe sofort zurück. Die Post, die ebenfalls mit der «Weltwoche» gekommen ist, fällt mir jetzt wieder ein, ich beginne sie zu öffnen. Schon wieder eine Rechnung, die ich auf den Haufen anderer Rechnungen lege. Was wollte ich schon wieder? Hmm … Ach ja die E-Mails, nein, zuerst gehe ich doch in die Küche, zuvor allerdings noch schnell aufs Klo. Das Toilettenpapier ist zu Ende, ich ersetze die Rolle. Die WC-Schüssel putzen sollte ich auch mal wieder. Ich hole den Lappen aus der Küche, bevor ich allerdings wieder zur Toilette gehen kann, entdecke ich auf dem Tisch die Brotkrümel von gestern – ich wische sie weg und drehe das Radio an. Nachrichten! Ich höre zu, jedoch nicht zu lange, denn schon versinke ich in meinen so geliebten Tagträumen. Ach ja, mein Kaffee …

So sehen also meine Tage aus. Ich fange vieles an und beende davon nicht einmal die Hälfte. Abends bin ich meistens unzufrieden, weil ich wichtige Sachen nicht erledigt habe.

Kommentar

Diese junge Patientin, die auf Veranlassung der Berufsberatung zur Abklärung zugewiesen wurde, weist die für eine ADHS kennzeichnenden Merkmale wie Konzentrationsstörung, verminderte Aufmerksamkeitsspanne, erhöhte Ablenkbarkeit und Schwierigkeiten mit der Zeiteinteilung und der Selbstorganisation auf. Als Folge davon benötigt die Patientin mehr Zeit, um eine Aufgabe zu lösen, unter Zeitdruck ist sie schnell überfordert und auch rasch gestresst, weshalb sie entsprechend schlechte Leistungen erbringt, die nicht ihrem Potenzial entsprechen.

In einem derartigen Fall ist es wichtig, nicht nur die beklagten Symptome zu behandeln. Es müssen auch Möglichkeiten gesucht werden, um die junge Person in der Ausbildung sonst anderweitig zu unterstützen. Eine vernetzte Zusammenarbeit genießt hier höchste Priorität: Wenn die Patientinnen einverstanden sind, sollte mit den Ansprechpartnern aus dem schulischen oder beruflichen Umfeld Kontakt aufgenommen werden, um die vorhandenen Schwierigkeiten der betroffenen Person zu schildern. Auch diese Patientin war auf diese besondere Hilfestellung angewiesen. Die Patientin und ich hatten Glück: Vermehrtes Verständnis und die Berücksichtigung der ADHS-typischen Schwierigkeiten waren die positive Folge der geführten Gespräche, indem der Patientin mehr Zeit – sogar bei Prüfungen – eingeräumt wurde. Die Patientin hat dann auch mit Bravour ihre Diplomprüfung bestanden.

Frauen ab dem 30. Lebensjahr

Die Altersgruppe der Frauen ab 30 Jahren ist in meiner Praxis am häufigsten vertreten.

Viele ADHS-betroffene Frauen werden sich erst in diesem Alter bewusst, dass es ihnen nur mit einem allzu großen Aufwand gelingt, ihren Alltag zu bewältigen. Mit mehr oder weniger Unterstützung haben sie einen Ausbildungsabschluss geschafft. Sie heiraten, bekommen Kinder und es beginnt eine richtige Gratwanderung. Die Gesellschaft stellt hohe Anforderungen an die «emanzipierte» Frau von heute. Sie sollte sich in der Familie bewähren und gleichzeitig auch wenigstens mit einem Teilpensum den gelernten Beruf ausüben, um einen finanziellen Beitrag zum Familienbudget zu leisten. Idealerweise teilen Mann und Frau die Haushaltsarbeiten auf, und die Betreuung und Erziehung der Kinder wird gemeinsam bewerkstelligt. Die Realität sieht oftmals jedoch ganz anders aus … Größtenteils bleibt es den Männern vorbehalten, ihren Beruf vollumfänglich auszuüben und als Ernährer der Familie zu wirken. Es ist durchaus verständlich, dass die Männer am Abend vom Tagewerk müde sind und sich nur noch nach Ruhe sehnen.

Was ist aber mit den Frauen? Die Frauen sollen Beruf, Kindererziehung, Haushalt und alles andere unter einen Hut bringen und selbstverständlich auch leidenschaftliche Ehegattinnen sein. Vielen gelingt dieser Spagat, den einen besser, den anderen schlechter. ADHS-betroffene Frauen tun sich damit aber erfahrungsgemäß besonders schwer: Ihre mangelhafte Selbstorganisation und Selbststrukturierung, Konzentrationsstörung, Vergesslichkeit, erhöhte Ablenkbarkeit, Antriebsstörungen und Stimmungsschwankungen führen zu einem Gefühl der Überforderung. Ein geregelter Tagesablauf und die Bewältigung von Routineaufgaben sind kaum möglich. Oft haben diese ADHS-betroffenen Frauen auch noch ein oder mehrere ADHS-betroffene Kinder – dann ist die Misere perfekt. Auf dem Land springen die Großmütter ein, in städtischer Umgebung ist das heute nur noch selten der Fall. Die Großmütter haben sich ebenfalls emanzipiert, genießen zu Recht die gewonnene Freizeit und gehen ihren persönlichen Interessen nach.

Es darf nicht verwundern, wenn bei ADHS-betroffenen Frauen ab 30 Jahren Erschöpfungsdepressionen an der Tagesordnung sind und die Beziehung zwischen den Ehepartnern auf die Probe gestellt wird. Soziale Konflikte mit der Nachbarschaft sowie den Schulbehörden bleiben zudem nicht aus. Es ist nur allzu gut verständlich, dass diese Frauen nun Hilfe suchen. Sie durchlaufen langjährige Psychotherapien, medikamentöse Behandlungen, die nicht genügend wirkungsvoll sind und nicht sein können, weil die Grundproblematik einer ADHS nicht erfasst wurde.

Von diesen von Leid geplagten Frauen ist nachfolgend die Rede. Ihre Lebensläufe veranschaulichen, was es heißt, als Frau (ab dreißig) immer noch ADHS-betroffen zu sein.

5. Elisabeth: «Wie ein unerträglicher Schatten kam diese Glocke über mich.»

Ich wurde 1963 als drittes von vier Kindern geboren. Ungefähr drei Jahre später kam unsere jüngste Schwester zur Welt. Von nun an waren wir vier Mädchen. Ich liebte mein neues Geschwister, litt zugleich aber unter furchtbarer Eifersucht. Ich begann wieder mein Bett einzunässen. Unsere Mutter zog mir Windeln an und ich erinnere mich – als ob es heute wäre – wie sehr ich diese Zuwendung genoss.

Laut Aussagen meiner Mutter war ich stets ein rebellisches Kind. Ich war sehr streitsüchtig und hatte einen ausgeprägten Sinn für Gerechtigkeit. Ich wurde von einer immerwährenden Unruhe getrieben.

Zu Hause mussten wir früh lernen, Eigenverantwortung zu übernehmen. Wir mussten lernen, uns an verschiedene Situationen anzupassen. Unser Vater ist seit ungefähr 40 Jahren Alkoholiker.

Der erste Tag im Kindergarten war für mich der reinste Horror. Ich hatte fürchterliche Angst vor der neuen Situation. Auf dem Heimweg bin ich vor lauter Angst in ein Velo gelaufen. Die vielen Kinder haben mir Angst gemacht und auch die Kindergärtnerin empfand ich als eine böse alte Frau. Ich spielte gerne beim großen Puppenhaus, dort lebte ich jeweils in meiner Fantasiewelt und genoss das Alleinsein. Ich war im Kindergarten unauffällig, es war ja gar nicht möglich auffällig zu sein, weil ich, so wie mir heute scheint, ganz in meiner angstvollen Welt ruhig und angepasst vor mich hin gelebt habe. Zu Hause habe ich die Zwänge, die mir im Kindergarten auferlegt wurden, mit einer stetigen Unruhe (bewegen, singen, laut schreien und streiten) ausgelebt.

Auf den ersten Schultag habe ich mich gefreut. Ich war natürlich stolz auf mich. Ja, ich war zwar in der Schule, hatte jedoch keine Ahnung, was die von mir dort wollten. Ich saß wie gefangen fast immer in meiner Glocke, nur ab und zu drang etwas von der Lehrperson zu mir vor. Diese Glocke war letztlich aber unüberwindbar. Sie schloss sich um mich wie eine große Hülle. Ab und zu schien sie jedoch wie verschwunden zu sein. Da war ich dann. Ich, der Mensch mit all seinen Sinnen – eine Befreiung …

Unter der Glocke war es aber nicht möglich, Aufträge auf Kommando oder unter Zeitdruck auszuführen. Ich musste viele Arbeiten, wie beispielsweise Zeichnungen anfertigen oder Aufsätze schreiben, zu Hause erledigen. Ich liebte es, wenn wir anschaulichen Unterricht hatten, wenn wir etwas berühren durften, wenn wir aufstehen konnten, wenn wir Theater spielten. Ein lebendiger Unterricht, so scheint es mir heute, hat mich aus meiner Glocke, so weit es möglich war, herausgeholt. Ich war dumm, das war ja nun wohl allen klar. Und so dumm wie ich war, schleppte ich mich durch sämtliche Schuljahre.

Am Ende der neunten Klasse hatte ich endlich begriffen, weshalb ich überhaupt zur Schule ging. Endlich wollte ich nun lernen und auch in meinem Innersten wusste ich, dass ich doch nicht dumm war.

Nach der Schule besuchte ich, weil das eine Bedingung war, das Haushaltslehrjahr. Ich machte dort einen guten Abschluss und war wiederum sehr stolz auf mich. Mit 19 Jahren konnte ich nun meinen Traum verwirklichen und Krankenpflegerin lernen. Es war eine wunderschöne Zeit, ich liebte das Lernen und hatte Freude an diesem Beruf. Eigentlich ist mir schon damals aufgefallen, dass ich ziemlich anders war als meine Mitschülerinnen. Ich war zwar beliebt, aber so ganz verstanden wurde meine Art trotzdem nicht. Ich sehe mich noch heute, wie ich laut lärmend durch den Korridor des Schwesternhauses flitzte. Es umgab mich eine ständige Unruhe. Ich musste auch laut lernen und mich dazu bewegen – so hielt ich meine Sinne wach. In der Schule saß ich jeweils, stark bemüht möglichst ruhig zu sitzen, auf meinem Platz. Die Glocke machte mir weniger Mühe, weil der Unterricht so interessant war. Doch gab es auch Situationen, in denen die Glocke wieder da war. Ich war in mir gefangen, ich hörte zu, doch konnte ich die entsprechende Situation nicht bis in mein Innerstes vorlassen. Es prallte ab, ich schaltete ab. Ich war müde und weil ich noch jung war legte ich es auf die Seite und dachte im Innersten jeweils wieder, dass doch irgend etwas nicht mit mir stimmen konnte.

Die Lehrzeit ging vorüber, und ich schloss meine Ausbildung mit einer guten Abschlussprüfung ab. Ich hatte durch diese Lehre sehr viel an Selbstvertrauen gewonnen und dadurch das Gefühl, mein Leben voll im Griff zu haben. Ein halbes Jahr arbeitete ich in einem Betagtenzentrum, während dieser Zeit lernte ich auch meinen Mann kennen. Wir beschlossen in eine gemeinsame Wohnung zusammenzuziehen. Ich wechselte meine Stelle und fing meine Arbeit im Krankenheim als Gruppenleiterin an. Diese Zeit war schön, obwohl mich auch eine ständige Unruhe befiel. Ich wollte auf meinem Beruf je-doch weitermachen, hätte nur allzu gerne Kaderkurse besucht. Die Angst und das Spüren meiner Andersartigkeit haben mich aber davon abgehalten. Ich litt darunter, zu spüren, dass ich mir selber im Weg stand. Ich wurde ungeplant schwanger. Wir heirateten und unser Sohn kam auf die Welt.

Hier beginnt nun eigentlich meine ganze Geschichte! Ich war also nun zu Hause, meinen geliebten Beruf hatte ich aufgegeben, um nur für meine Familie da zu sein. Mein Sohn war von Anfang an ein schwieriges und unruhiges Kind, er schrie und weinte bis ans Äußerste meiner Nerven. Früh ist mir dann aufgefallen, dass er nicht wie die anderen Kinder war. Zwei Jahre nach unserem Sohn kam unsere Tochter zur Welt, ein ruhiges und genügsames Kind – das Gegenteil von ihrem Bruder. Im Alter von vier Jahren wurde bei unserem Sohn eine ADHS diagnostiziert. Der Befund war eine Erleichterung, trotzdem fühlten wir uns alleine! Ich geriet zusehends in eine Isolation. Ich weiß heute, dass ich mich geschämt, gedemütigt und von den Menschen unverstanden gefühlt habe. Der Rückzug begann schleichend, ich war nicht mehr fähig Zug zu fahren, ich konnte nicht mehr zum Metzger, meine Welt wurde immer kleiner. Ich litt unter chronischer Erschöpfung, alle Hilferufe meinerseits landeten auf sandigem Boden. Mein Leben schien mir chaotisch, durch die beiden Kinder lief das Leben nicht mehr in geordneten Bahnen. Irgendwo in dieser Zeit habe ich mich verloren – verloren in mir selbst. Die ständige Unruhe und das Gefühl, verrückt zu werden, waren so massiv geworden, dass ich mein Leben als unerträglich empfand. Ich begann nun diese Gefühle des Eingeschlossensein zu realisieren. Wie ein unerträglicher Schatten kam diese Glocke über mich, nun machte sie mir Angst. Ich spürte, dass ich mich nicht dagegen wehren konnte. Die Angst steigerte sich in eine Angst vor der Angst, ich bekam Panikattacken. Nun war für mich endgültig klar: So konnte und wollte ich nicht länger leben. Mein Hausarzt wies mich auf meinen Wunsch in eine psychiatrische Abteilung ein. Nach meiner Rückkehr aus dem zweiwöchigen Aufenthalt in der Klinik war mir klar, dass ich einige Aspekte meines Lebens grundlegend ändern musste.

Hier beginnt nun der zweite Abschnitt meines Lebens! Ich hatte endlich den Mut, mich zu Gott zu bekennen und das war für mich der erste Schritt in mein neues Leben. Endlich den Mut aufbringen und einfach «Ja» sagen – wie wunderbar doch ein so einfaches «Ja» ist. Ich begann nun ruhiger zu werden, ich versuchte meinen Haushalt weniger chaotisch zu erledigen und zudem mein Leben nun schrittweise zu begreifen. Es war kein außergewöhnlicher Tag und doch sollte dieser Tag für mich sehr entscheidend werden. Ich konnte auf einmal plötzlich begreifen, was mir zuvor in all den Jahren verborgen geblieben war. Es war als würde ich eine Brille anlegen und könnte plötzlich sehen. Ich sah mich und wusste, dass auch ich eine ADHS hatte. Diese Erleichterung, diese Freude, endlich zu begreifen, dass ich nicht verrückt war.

Mein Hausarzt verordnete mir zusätzlich zum Antidepressivum noch Ritalin. Heute kann ich wieder lesen, sogar in der Nacht wieder schlafen. Schlafen war für mich in all den Jahren zum Fremdwort geworden. Ich bin ruhiger geworden, ich versuche heute nicht mehr vier Dinge gleichzeitig zu erledigen, sondern zuerst möglichst genau zu planen. Ich lege mich hin, wenn ich müde bin. Neue Sachen bereiten mir nach wie vor Angst, allerdings nicht mehr in einem derartigen Ausmaß wie früher. Was mich immer noch aus der Ruhe bringt, sind unvorhergesehene Dinge, Ereignisse, die nicht nach meinem Plan verlaufen. In letzter Zeit hatte ich wieder viel mit mir zu kämpfen, litt unter Panikattacken. Heute weiß ich aber, wie diese entstehen, nämlich dann, wenn zu viele Dinge in meinem Leben durcheinander geraten. Der Kampf in meinem Leben wird wohl nie aufhören und doch habe ich gerade durch die Medikamente wieder an Lebensqualität gewonnen – sehr viel sogar. Ich denke, wenn ich früher gewusst hätte, wovon ich heute Kenntnis habe, wäre mir einiges an seelischer Verkümmerung erspart geblieben. Die Ängste nun wieder verschwinden lassen zu können ist eine wahre Kunst!

Bei der Arbeit machen mir die ständige Hektik, der anhaltende Druck, noch mehr zu leisten, die vielen Menschen und das Gerede, welches sie begleitet, das Leben oft schwer. Für andere ist es schwierig zu verstehen, dass ich nicht im Sitzen telefonieren kann. Ich muss umhergehen, damit ich mich konzentrieren kann. Zuhause ist das natürlich kein Problem. Während längeren Gesprächen lege ich einige Meter, wenn nicht gar Kilometer, zurück …

Kommentar

Die Patientin wurde mir von ihrem Hausarzt überwiesen, nachdem er die richtige Diagnose einer ADHS mit Depression und einer Angststörung gestellt hatte. Er wünschte eine fachärztliche Beurteilung, um sicher zu gehen, dass die Symptomatik tatsächlich einer ADHS zuzuordnen sei.

Der Hausarzt hatte eine kombinierte Therapie mit Antidepressiva und Stimulanzien eingeleitet, worauf die Patientin eine frappante Besserung ihrer Symptome erlebte. Der Patientin gelang es, ihre Arbeiten im Alltag besser einzuteilen, sie arbeitete konzentrierter und ausdauernder. Die depressive Symptomatik und die Angstzustände verschwanden fast vollständig.

Die Abklärungen wurden durchgeführt und bestätigten die Diagnose. In der Folge habe ich mit der Patientin (unter Beibehaltung der medikamentösen Therapie) psychotherapeutisch gearbeitet. Es ging einerseits darum, die Vergangenheit mit den vielen negativen Erfahrungen aufzuarbeiten, andererseits aber auch um die Festlegung von Strukturen und Zielen für die weitere Zukunft.

Die Patientin arbeitet heute 60 Prozent. Die Arbeit empfindet sie als stimulierend und hilft ihr, sich besser zu organisieren. Die ganze Familie profitiert natürlich von dieser positiven Entwicklung, und eine allgemeine Entspannung ist eingetreten. Die weitere Betreuung hat der Hausarzt wieder übernommen.

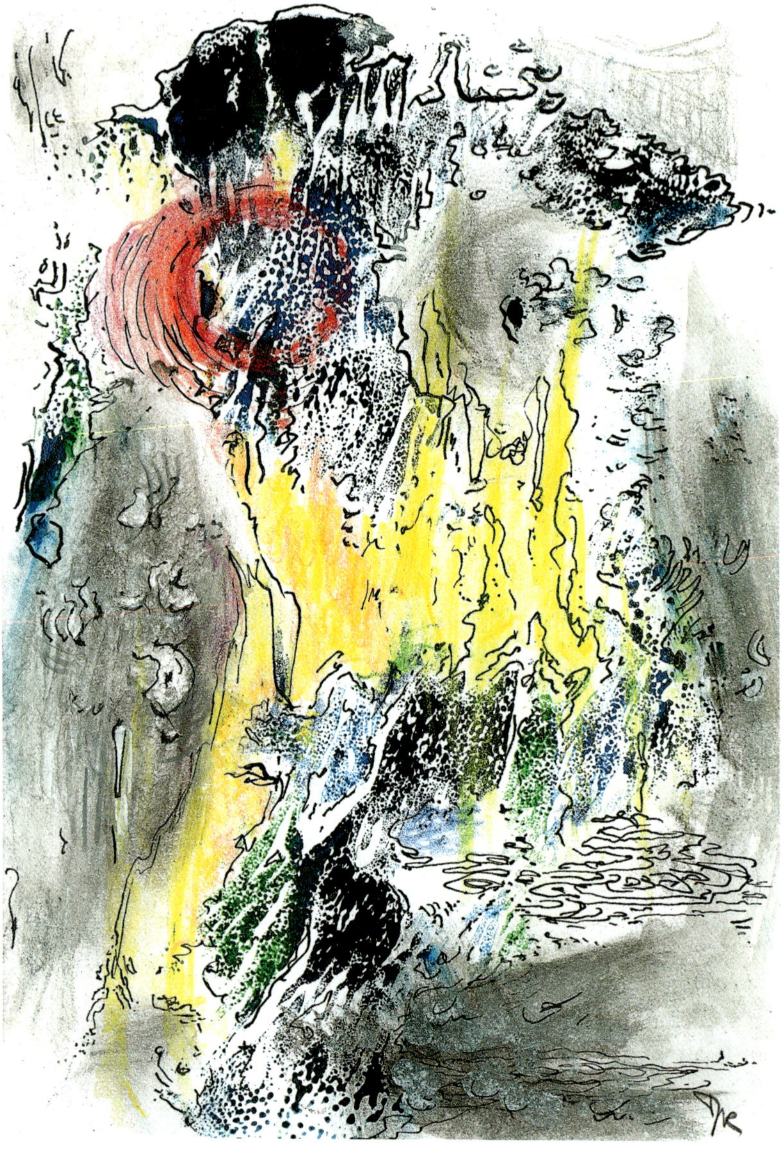

mein Schatten und ich

6. Susanne: «Was ich bestens kann, ist blitzartig einer Idee folgen.»

Meine Mutter sagt, dass ich mich schon als Kind nicht oder nur sehr schlecht konzentrieren konnte. Zudem sei ich auch immer zerstreut und vergesslich gewesen. Ich weiß noch, dass ich Mühe hatte, dem mündlichen Unterricht zu folgen. In der Lehrzeit bekundete ich dann vor allem auch im Lehrbetrieb Schwierigkeiten, Sachen aufzunehmen. Es passierte mir ständig, dass ich jeweils keine Ahnung mehr von dem hatte, was mir eine Person kurz zuvor erklären und beibringen wollte. Oft musste ich noch einmal nachfragen, um zu wissen, was ich nun genau zu tun hatte. Die Schulaufgaben – nur das Allernotwendigste – erledigte ich jeweils erst im letzten Moment.

Zu Hause in meinem Zimmer hatte ich meistens ein ziemliches Chaos. Ich hatte meine «Haufen», die mit der Zeit immer größer wurden. Ich stapelte einfach von einem Haufen auf den andern, öfters auf meinem Bett oder auf dem Pult und abends legte ich dann diese Haufen auf den Boden.

Die Sache mit den «Haufen» ist noch heute so. Mein Tagesablauf ist nicht sehr produktiv. Ich stehe morgens auf und wüsste eigentlich, dass ich dieses und jenes tun sollte. Irgendwie schaffe ich es aber nicht, etwas anzupacken. Meistens ist es dann so, dass ich den ganzen Tag über durch die Wohnung gehe und nicht weiß, wo ich anfangen könnte. Erst gegen Abend, etwa eine Stunde bevor mein Mann nach Hause kommt, erhalte ich dann den nötigen Kick, um doch wenigstens das Dringlichste zu erledigen. Nun fühle ich mich unter Druck, weil es doch nach etwas aussehen sollte, wenn er heim kommt. Arbeiten in Haushalt kann ich nur erledigen, wenn ich unter Druck bin, sei es, weil beispielsweise am Nachmittag jemand zu Besuch kommt oder weil wir in die Ferien verreisen.

Schon oft haben sich mein Mann und ich deswegen gestritten. Er ist der Meinung, dass ich nirgendwo hinkomme – das frustriert mich. Oft fühle ich mich auch als Versagerin, weil mein Mann abends häufig in zehn Minuten oder einer Viertelstunde das schafft, was ich den ganzen Tag vergeblich versucht habe. Wenn es mir aber einmal gelingt, etwas anzupacken, dann muss es meistens peinlich genau erledigt werden. Ziemlich oft muss ich mir von meinem Mann Vorwürfe anhören, häufig fühle ich mich nicht sehr ernst genommen.

Was ich bestens kann, ist, blitzartig einer Idee folgen. Plötzlich kommt mir irgend etwas in den Sinn, das ich noch gebrauchen könnte, das mir als praktisch und notwendig erscheint. Sofort lasse ich zu Hause alles liegen, verlasse das Haus und versuche meine Absicht zu verwirklichen. Das kann auch zu einem absolut ungünstigen Zeitpunkt geschehen. Schon oft habe ich dann etwas nicht wirklich Notwendiges gekauft, das bei meinem Mann dann auf wenig oder gar kein Verständnis stößt und wiederum Anlass zu Diskussionen gibt. Sowieso haben wir wegen der Finanzen öfters Auseinandersetzungen. Ich kaufe wohl einfach zu oft Unnötiges ein.

Vor allem ist mir aber auch meine mangelnde Konzentrationsfähigkeit aufgefallen. Ich kann kaum einen Artikel lesen, ohne dass ich mich noch an den Inhalt erinnern würde, es sei denn, das Thema spreche mich wirklich an. So ist es mir auch an meinem Arbeitsplatz ergangen, den ich kürzlich verlassen habe, weil ich dem schnellen Wandel nicht folgen konnte. Häufig kamen neue Informationen zum Lesen. Meistens hatte ich jedoch keine Ahnung davon, was ich gerade gelesen hatte. So ergeht es mir auch, wenn ich im Fernsehen die Tagesschau verfolge. Wenn ich Glück habe, vermag ich mich am Ende noch an einen einzigen Bericht zu erinnern.

Es ist auch so, dass ich kaum den Durchblick über das aktuelle Weltgeschehen habe. Weil ich Informationen weder über das Fernsehen noch die Zeitung aufnehmen kann, bekomme ich sehr viele Sachen gar nicht mit.

Zerstreut und vergesslich bin ich heute immer noch. Es gelingt mir eher selten, aus dem Haus zu gehen, ohne nicht noch einmal in die Wohnung zurückkehren zu müssen, um etwas Vergessenes zu holen. Ich verlege auch ständig meine Sachen zu Hause. Meine Hausschuhe beispielsweise suche ich x-mal pro Tag. Ich lege auch öfters meine Sachen irgendwo ab, weiß aber dann nicht mehr wo. Es kommt zudem oft vor, dass ich mir Sachen vornehme, die ich im nächsten Moment schon wieder vergessen habe. So rufe ich beispielsweise oft meinen Mann im Geschäft an, um ihm etwas mitzuteilen. Wenn er dann am Telefon ist, weiß ich nicht mehr, was ich sagen wollte.

Ich bin auch sehr ungeduldig und impulsiv – jedoch nicht gegenüber Außenstehenden. Da bin ich eigentlich immer höflich und korrekt. Anderen Menschen gegenüber zeige ich auch nie etwas anderes als gute Laune. In der Regel bin ich zwar ein gut gelaunter Mensch, zu Hause kann ich aber recht schnell «ausrasten», vor allem kann ich mich dann kaum mehr beruhigen. Problemlos kann ich meinem

Mann während einer Stunde vorwerfen, was er in meinen Augen soeben falsch gemacht hat. Irgendwie finde ich jeweils nicht mehr aus diesem trotzigen Verhalten heraus, unter Umständen «fliegen» dann Gegenstände durch die Luft oder Türen werden zugeknallt.

Auch meine Ungeduld war in unserer Beziehung schon mehrmals ein Problem. Dies äußert sich in den verschiedensten Situationen. Es macht mich beinahe «rasend», wenn mein Mann krank ist. Das kann ich – warum auch immer – nicht ausstehen. Ich werde sehr ausfällig, sogar wütend und zeige absolut kein Verständnis.

Nachdem bei unseren beiden ersten Söhnen eine ADHS diagnostiziert wurde, haben wir auch bei unserem dritten Sohn den Eindruck, als leide er unter den gleichen Symptomen wie seine Brüder. Erst mit dem Befund bei meinen Söhnen habe ich mich mit der ganzen Problematik näher auseinandergesetzt.

Kommentar

Die Patientin leidet unter den klassischen Symptomen einer ADHS. Als Kind konnte sie sich schlecht konzentrieren und als Erwachsene auch nicht besser, so dass sie wichtige Informationen am Arbeitsplatz nicht aufnehmen und auch das Tagesgeschehen zum Beispiel im Fernsehen nicht verfolgen kann. Sie ist zerstreut und vergesslich und ihr Haushalt gleicht einem Chaos.

Aus dem Lebenslauf dieser Patientin ist nicht ersichtlich, dass sie nicht nur eine ADHS aufweist, die sich vornehmlich in einem täglichen Kampf mit dem Haushalt und der Erziehung der drei Kinder (zwei davon ADHS-betroffen) zeigt. Sie leidet vor allem auch unter einer Angststörung. Ihr Angstpotenzial ist so ausgeprägt, dass es einen chronischen Verlauf genommen hat und für die Patientin zu ihrer zweiten Natur geworden ist.

Sie hat Angst vor Krankheiten oder Ansteckung, nicht nur für sich, sondern auch für ihre Kinder. Dies wird als Hypochondrische Störung bezeichnet. Sie hat ein phobisches Vermeidungsverhalten, was soviel heißt, dass es ihr zum Beispiel unmöglich ist, auswärts in einem Restaurant zu essen. Ihre Kinder dürfen nicht mit anderen Kindern auf dem Spielplatz sein, ein Besuch im Schwimmbad ist ausgeschlossen. Erwartungsangst, Gefühle des Unbehagens, Zittern und Herzklopfen gehörten zu ihren ständigen Begleitern.

In diesem Fall musste multimodal vorgegangen werden: Medikamentöse Therapie (auch diese mit großen Ängsten verknüpft), Haushalts-Coaching und eine Gesprächspsychotherapie mit zeitweiligem Einbezug des Ehemannes.

Heute geht es der Patientin viel besser, die Therapie wird weitergeführt.

7. Brigitte: «In mir war eine Unruhe, die mich manchmal fast zum Wahnsinn trieb.»

In Ihrem Vortrag haben sie erwähnt, dass viele Menschen mit einer ADHS die Welt wie in einem Nebel erleben würden. Bis vor einigen Jahren war ich dauernd in diesem Zustand. Es gelang mir nicht, oder nur mit großer Anstrengung, mich zu konzentrieren. In meiner Ausbildung zur Masseurin habe ich immer wieder meine Konzentrationsfähigkeit trainiert.

Mein Lehrer an der Oberstufe hat mich immer als himmelhoch jauchzend oder zum Tode betrübt beschrieben. «Abwesend», «unkonzentriert» und «vorwitzig» waren immer wiederkehrende Worte, mit denen er mich beschrieb. Eigentlich besuchte ich lange gern die Schule. Eine große Qual war jedoch das Lernen zu Hause, Aufwand und Ertrag des Lernens stimmten nie überein. Ob ich viel, wenig oder gar nicht lernte, die Ergebnisse waren praktisch identisch. Was mir aber zu schaffen machte, war das schlechte Gewissen. Natürlich machten sich meine Eltern Sorgen über meine Zukunft und ließen mich deshalb bei einem Psychologen abklären. Der fand heraus, dass ich eigentlich ganz intelligent wäre, den Knoten aber wohl noch nicht gelöst hätte. Das war natürlich Nahrung für meine Seele.

Für meine Eltern war ich manchmal eine echte Plage. Über vierzig Jahre alt und gesundheitlich angeschlagen, waren sie mit meiner sprunghaften und unsteten Art oft überfordert. In mir war eine Unruhe, die mich manchmal fast zum Wahnsinn trieb. Ich schlief nie vor Mitternacht ein, der Morgen war dann jeweils eine Qual. Körperliche Betätigung liebte ich sehr und diese tat mir auch gut. Bei sportlichen Aktivitäten fehlten mir die Ausdauer und die Geschicklichkeit, Erfolgserlebnisse waren deshalb nicht gerade alltäglich.

Zurzeit sind Schule und Ausbildung neben meinen Kindern das Hauptthema in meinem Leben. Lange Zeit hatte ich den Eindruck, nicht lernen zu können und dumm zu sein. Dieses Gefühl hatte in meinem Leben eine übergroße Macht. Meine ebenfalls große Neugier und mein Lebenshunger brachten mich aber immer wieder mit sehr interessanten und aufgeweckten Menschen zusammen. Dann wurde es jeweils wirklich gefährlich für mich. Würden sie merken, wer ich wirklich war? Wenn ich dann über meine Ängste und Zweifel sprechen konnte, erhielt ich viel Unterstützung.

Das Gefühl, nicht zu genügen, ist natürlich nicht einfach verschwunden. Es kehrt immer wieder zurück – auch in den immer wieder zum Scheitern verurteilten Anläufen, eine neue Partnerschaft aufzubauen (Patientin ist geschieden). Zur Linderung akuter Krisen suche ich zusätzliche Unterstützung in der Homöopathie.

Vor zehn Jahren war unser Familienleben eine Katastrophe. Ich wusste nicht, wie ich die Existenz für meine Familie sichern sollte. Ich hatte das Gefühl als Frau und als Mutter unfähig zu sein. Die Leere des Alltags und die Angst vor der Zukunft waren schrecklich.

Wenn ich nun zurückblicke, habe ich sehr viel erreicht. Wir sind zu einer Familie zusammengewachsen und wir versuchen unseren eigenen Weg zu finden. Mein Sohn und meine Tochter stehen in der Pubertät, womit eine intensive und oft schmerzhafte Zeit begonnen hat. In einer Woche beginne ich die Ausbildung als soziokulturelle Animatorin, für die ich die letzten vier Jahre gelernt und gearbeitet habe. Meine Finanzlage wird sich nach diesen vier Jahren verbessern und ich bin mit meinem Verhalten ein Vorbild für meine Kinder.

Als mein Sohn ungefähr ein Jahr alt war, habe ich eine Sendung über das damals noch POS genannte Krankheitsbild gesehen. Die Beschreibung dieser Kinder hätte man auch auf meinen Sohn übertragen können. Schon zu Beginn der Behandlung meines Sohnes habe ich neben der Unsicherheit, das Richtige zu tun, auch Neid verspürt. Ich habe mir überlegt, wie es wohl gewesen wäre, wenn mein Verhalten und meine Schwierigkeiten einen Namen gehabt hätten. Die Entscheidung, mit Ihnen ein Termin zu vereinbaren, ist nach einem Gespräch mit dem Kinderarzt gefallen. Die Möglichkeit, den gleichen Ertrag mit geringerem Aufwand zu erreichen, ist verlockend. Vor der Belastung durch die erneute Auseinandersetzung mit der Vergangenheit – neben meiner Familie, der Arbeit und dem Studium – habe ich Respekt.

Kommentar

Diese allein erziehende Mutter von zwei halbwüchsigen Kindern ist ständig konfrontiert mit Schwierigkeiten in den Beziehungen zu ihren Mitmenschen. Sie hat eine negative Selbsteinschätzung, reagiert übersensibel auf Kritik, ist geplagt von einer inneren Unruhe, gerät in Stresssituationen unter Druck, fühlt sich schnell einmal überfordert und doch hat sie glücklicherweise einen Kampfgeist, der sie drängt, ihrem Leben neue Perspektiven abzugewinnen. Sie beginnt eine neue Ausbildung, und wieder beherrscht die ADHS ihren Alltag. Konzentrationsstörungen, erhöhte Ablenkbarkeit, alles verschwindet unter einem Nebelschleier. Die Befürchtung, nicht erfolgreich zu sein, stürzt sie in eine Motivationskrise. Das Wissen um die Diagnose ADHS, eine Erklärung für ihre Schwierigkeiten, bedeutet bereits eine große Hilfe. Eine medikamentöse Therapie sowie stützende Gespräche sind notwendig, damit sie ihr Leben besser bewältigen kann.

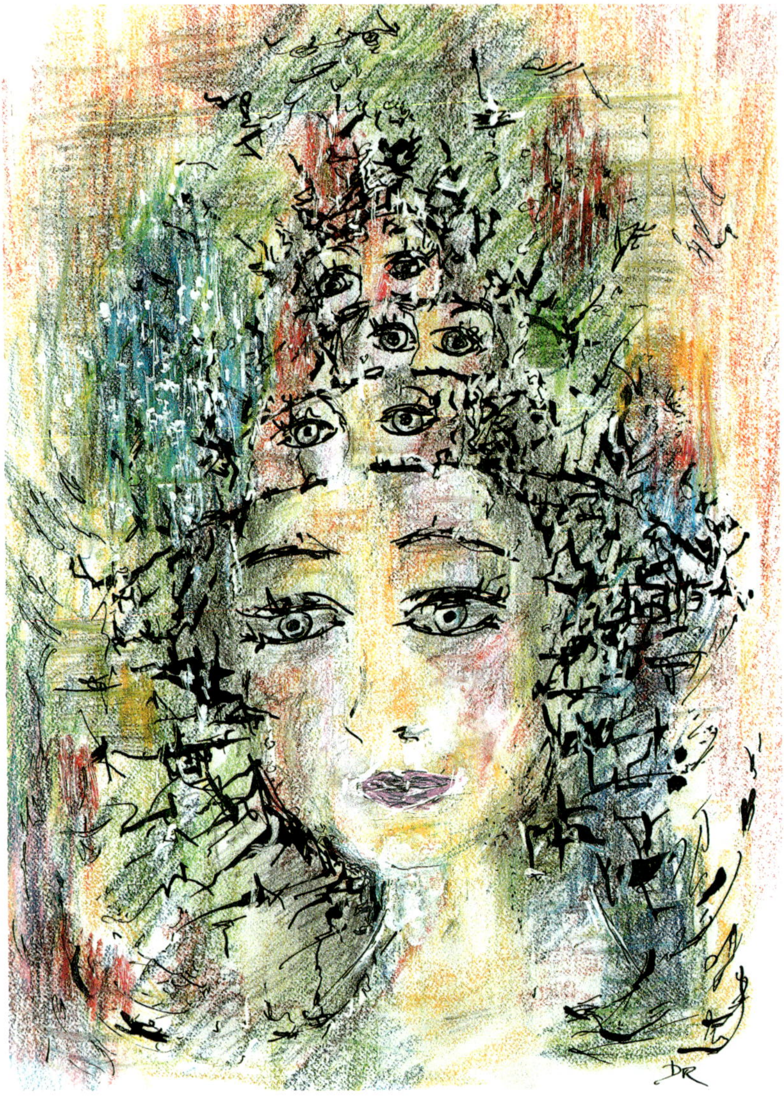

überall und nirgendwo sein

8. Claudia: «Ich fühlte mich immer etwas abseits, als Außenseiterin.»

Über die ADHS bin ich vor gut anderthalb Jahren «gestolpert», als ich vor Beginn einer Vorlesung – ich studiere im 13. Semester Psychologie – in einer Buchhandlung herumstöberte. Bei der Frauenliteratur stieß ich auf ein Buch mit dem Titel «Chaosprinzessin». Dieser Titel zog mich fast magisch an, obwohl ich keine Ahnung hatte, worum sich der Inhalt drehen würde. Beim ersten Durchblättern und Querlesen wurde ich immer aufmerksamer – es schien, als beschriebe die Autorin mich selbst, mein Leben, meine Schwierigkeiten. Schon nach wenigen Minuten hatte ich das Gefühl, mir ein neues Selbstverständnis anzueignen. Die gründliche Lektüre des Buches führte mich immer mehr zur Gewissheit, dass sich hier endlich eine Erklärung finden ließe für meine «unerklärlichen» Schwierigkeiten, die mich schon jahrelang begleiteten und sich durch keine langjährigen Psychotherapien nachhaltig mildern ließen.

Im Laufe dieses Jahres wurde mir stark bewusst, dass ich verschiedene Schwierigkeiten habe, die mich letztlich doch sehr einschränken. Am deutlichsten kommen diese für mich im Studium zum Tragen, in welchem ich stagniere und mich manchmal frage, wie ich jemals werde abschließen und den anspruchsvollen Beruf einer Psychologin ausüben können – und das neben meiner Aufgabe als Familienfrau. Mein Selbstverständnis schwankt immer wieder zwischen dem Gefühl, eine totale Versagerin zu sein, mir zu wenig Mühe zu geben, alles zu einer Sache des Willens zu machen und dem Annehmen der möglichen Tatsache, dass ich nicht «schuldig» bin. Das nagt an meinem Selbstwertgefühl. Vor allem auch aus diesem Grund war es für mich unabdingbar, zu wissen, ob an meiner selbst gestellten ADHS-Diagnose (ohne Hyperaktivität) wirklich was dran war oder nicht.

Ich hatte vor dem Kauf der «Chaosprinzessin» noch nie von der Aufmerksamkeits-Defizit-Störung gehört. Bekannt war mir das POS, bzw. die hyperkinetische Störung, doch habe ich das niemals in Zusammenhang mit meinen eigenen Schwierigkeiten gebracht. Ich befasste mich aber gerade Anfang letzten Jahres wieder einmal intensiv mit meinen «Eigenheiten» und habe dann in etwas distanzierter Form für mich eine Art Beschreibung «solcher Menschen wie mich» geschrieben. Ich kam damals zum Schluss, es müsse – im übertragenen Sinn – so etwas wie ein «Unordnungs-Gen» geben. Ich finde diesen kleinen Aufsatz so verblüffend und aussagekräftig, dass ich ihn gerne hier wiedergeben würde.

Da ist einmal die äußere Unordnung, das Chaos. Man findet seine sieben Sachen nicht mehr und verliert den Überblick. Psychisch gesehen bedeutet es, dass der betroffene Mensch allen Eindrücken von innen wie außen sehr ausgeliefert ist, dass er wenig filtern und sortieren kann. Er hat Mühe, klar und logisch zu denken. Er hat aber auch Mühe, einen roten Faden, eine Struktur zu finden oder zu geben. Das kann sich darin äußern, dass er Wesentliches nicht vom Unwesentlichen trennen kann, dass er sich in Details verliert. Dieser Mensch kann seine Eindrücke, seine Gedanken und Emotionen schlecht regulieren und steuern. Er neigt deshalb zu impulsivem Handeln, er ist zu offen und damit sehr verletzbar. Er kann sich schlecht wehren. Um diese Offenheit zu ertragen, muss er sich oft irgendwie betäuben und/oder stark zurückziehen, um die Flut einzudämmen. Die Suchtgefahr ist sehr groß, ebenso wie die Gefahr von sozialer Isolation. Etwas gewagter könnte man sogar sagen, dass solche Menschen zu zerstörerischem Handeln neigen – nicht aus depressiver Todessehnsucht heraus, sondern einzig und allein wegen ihrer Tendenz zur Auflösung. Natürlich ist ein derartiges Leben unter solchen Umständen schwierig, und eine Art «reaktive Depressionstendenz» ist darum gut vorstellbar. Diese Menschen pendeln zwischen Kontrollzwang und Kontrollverlust hin und her. Selbstdisziplin und Konzentration fällt ihnen aus den genannten Gründen sehr schwer, denn das hat ja auch wieder etwas mit Ordnung schaffen und Ordnung halten zu tun. Übrigens stimmt es nicht, dass das äußere Erscheinungsbild solcher Menschen in jedem Fall äußerst unordentlich und chaotisch sein muss. Und noch viel weniger gilt, dass solchen Menschen Unordnung nichts ausmachen würde. Es gibt Menschen, die ihr Leben lang um nichts Anderes bemüht sind, als irgendwie Ordnung zu schaffen und Kontrolle über das innere und äußere Chaos zu gewinnen. Für viele von uns ist es ein zentrales Lebensthema, das drohende Chaos einzudämmen, Ordnung zu schaffen, den Überblick und Sicherheit zu gewinnen, um nicht in den Fluten unterzugehen.

Ich wurde als älteres von zwei Geschwistern geboren. Vier Jahre später folgte mein Bruder. Meine Eltern sagen, ich sei ein «pflegeleichtes», ruhiges, aber fröhliches Kleinkind gewesen, das sich gut selbst zu beschäftigen wusste. Mir selbst sind aus meiner frühen Kindheit ausgeprägte Fantasiespiele bewusst, denen ich mich gerne hingab, wenn ich alleine war. In abgewandelter Form habe ich diese Fähigkeit ins Erwachsenenalter mitgenommen – ich habe eine gut entwickelte Vorstellungsgabe. Die Schule bereitete mir keine großen Schwierigkeiten. Meine Begabungen lagen eindeutig mehr im sprachlichen Bereich, in Mathematik vermochte ich gerade so mitzuhalten. Zum Glück zählten damals Leistungen im handwerklich-gestalterischen und im sportlichen Bereich noch nicht für die Promotion, denn dort hatte ich wirklich Schwierigkeiten. Ich war ungeschickt und langsam. War ich sonst eine brave Musterschülerin, wurde mir im Handarbeitsunterricht doch schon mal «mangelnde Fleiß- und Pflichterfüllung» im Zeugnis unterstellt, und im Turnen hatte ich ziemlich unter den Hänseleien der Mitschülerinnen zu leiden. Das zog sich durch bis zum Seminarabschluss und sogar noch in mein späteres Lehrerinnen-Dasein hinein. Ich hatte zum Glück immer Freundinnen, mit denen mich langjährige, teils bis heute dauernde Freundschaften verbanden und verbinden. Alles in allem aber war ich – oder fühlte ich mich – immer etwas abseits, als Außenseiterin. Irgendwie anders eben. Im Laufe der späteren Kindheit wurde «Ordnung» zu einem zentralen Thema zu Hause. Meine Eltern erklärten sich meine Entwicklung zur Unordentlichkeit größtenteils dadurch, dass ich eine unfähige, chaotische – von mir übrigens heiß geliebte – Lehrerin hätte, die einen schlechten Einfluss auf mich ausübte. Ich selbst erinnere mich noch heute gerne an diese warmherzige, kreativ-musische junge Lehrerin, die disziplinarisch mit uns wohl tatsächlich etwas Mühe hatte. Dies war die Zeit, in der ich begann, minuziöse Pläne zu entwickeln, wie ich mein Zimmer aufräumen konnte. Offenbar gelang mir das auch ein einige Male, doch sah es jeweils noch wenigen Tagen wieder aus wie vorher. Zu erwähnen ist vielleicht noch, dass ich eine Großmutter hatte, die in jeder Hinsicht ebenso «chaotisch» war wie ich, während meine Eltern beide das pure Gegenteil davon sind.

Eigentlich wollte ich ursprünglich Geschichte studieren. Ich hatte mich damals in jenen schwierigen pubertären Jahren völlig der Familiengeschichte verschrieben und in den Büchern vergraben. Irgendetwas in mir warnte mich aber auch davor – grundsätzlich eine gesunde Stimme. Irgendetwas zog mich hinaus, wollte mich nicht in den Büchern ertrinken sehen … Und so kam es, dass ich das Lehrerseminar machte. Ich war schon immer gerne mit Kindern zusammen und hatte lange als Babysitter gearbeitet. Die Ausbildung zur Lehrerin tat mir außerordentlich gut – ich habe begonnen, zu leben, mich vermehrt auch nach außen zu wenden. Ich entwickelte mehr Lebensfreude und gewann neue Freunde und Freundinnen.

Das Berufsleben bereitete mir aber große Schwierigkeiten: Meine erste Stelle musste ich nach wenigen Monaten wegen großer disziplinarischer Schwierigkeiten aufgeben. Nach einer «Erholungspause» und dem Beginn einer Psychotherapie nahm ich einen erneuten Anlauf. Seither habe ich fast zehn Jahre unterrichtet. Die Kinder kamen gerne zu mir in die Schule, und die Berichte der Behörden waren eigentlich immer gut bis sehr gut. Ich selbst beurteile mich jedoch differenzierter: Auch wenn ich vielleicht im menschlichen Bereich meinen Schülerinnen und manchen Eltern einiges mitgeben konnte, weil ich «offene Antennen» habe, gut zuhören kann und viel Einfühlungsvermögen besitze, so hatte ich doch Schwierigkeiten, die mich höchstens zu einer unter dem Strich durchschnittlichen Lehrerin machten: Ich konnte den Kindern in der Schule nur sehr wenig Struktur geben. Ich war nach dem Unterrichten manchmal derart erschöpft, dass ich stapelweise Arbeiten unkorrigiert herumliegen ließ und mich ungenügend auf die Lektionen vorbereitete. Ich hatte einfach keine Selbstdisziplin mehr. Aus Unachtsamkeit wurden Eltern und Behörden manchmal erst in letzter Minute über Änderungen des Stundenplans informiert. Zwar war ich gut im Konzeptualisieren und Planen, doch das Umsetzen einer ganzen Unterrichtseinheit bereitete mir große Schwierigkeiten. Dies war für mich auf die Dauer untragbar. Da mich das einzelne Kind, sein Umfeld, seine Freuden und Leiden weit mehr interessierten als die Stoffvermittlung und ich zudem meine Begabungen eher in einer beraterischen Arbeit mit einzelnen Kindern und/oder Familien sehe, entschied ich mich schließlich für ein Psychologiestudium. Wenn ich auch grundsätzlich davon überzeugt bin, die richtige Entscheidung gefällt zu haben, haben sich die Probleme nun jedoch einfach verschoben, aber nicht gelöst. Ich habe das Grundstudium mit guten Noten abgeschlossen und erzielte bei Seminararbeiten und Referaten eigentlich durchwegs positive Resultate. Ich habe jedoch große Mühe, mich in den Vorlesungen und Seminaren zu konzentrieren – die Leute um mich herum und auch innere Reize lenken mich ständig ab. Ich habe daher oft das Gefühl, nur oberflächlich dabei zu sein und «nichts» zu wissen und zu können. In Diskussio-nen in Seminaren kann ich schlecht mithalten, weil ich entweder unkonzentriert oder dann einfach zu langsam im Denken bin. Das nagt nachhaltig an meinem Selbstbewusstsein. Ich bekunde Mühe, am Studium wirklich dran zu bleiben. In der Zeit, in welcher meine Tochter in der Krippe ist und ich zuhause lernen sollte, bin ich häufig unfähig, mich auf das Lernen zu konzentrieren. Ich grüble an irgendwelchen Problemen herum oder mache Hausarbeiten.

Kommentar

Bei dieser Patientin mit einer ADHS vom unaufmerksamen Typ erwies sich nach der Geburt des zweiten Kindes sowohl eine medikamentöse als auch eine psychotherapeutische Begleitung als notwendig, um die anstehenden Schwierigkeiten wie Selbstwertproblematik, unkontrolliertes Essverhalten, ineffektive Haushaltsführung und die fehlende Motivation, das Studium weiterzuführen, anzugehen. In zahlreichen Gesprächen wurde es der Patientin zunehmend ermöglicht, für sich ein neues Selbstverständnis als «Frau mit ADHS» zu entwickeln und Vertrauen in ihre eigenen Problemlösefähigkeiten zu gewinnen. Sich zu organisieren, Prioritäten richtig zu setzen, mögliche Strukturen zu erarbeiten, Stimmungsschwankungen mit den bekannten, immer wieder auftretenden Gefühlen von Versagen, Scham, Entmutigung mit zu tragen – das waren die zentralen Themen dieser therapeutischen Gespräche. Hilfreich erwies sich in diesem Fall auch ein Coaching per E-Mail. Die Patientin hatte so quasi «rund um die Uhr» eine Ansprechperson und konnte sich darauf verlassen, bei Bedarf rasch eine Antwort zu erhalten.

Aus zeitlichen Gründen oder bei großer Entfernung zwischen dem Wohnort und meiner Praxis ist es manchmal nicht möglich, dass ich meine Patientinnen so häufig sehe, wie sie es sich wünschen würden oder nötig hätten. In solchen Situationen kann ein Coaching durch E-Mail eine hilfreiche Ergänzung sein. Dabei muss mit Bedacht alles gelesen werden, vor allem auch zwischen den Zeilen. Missverständnisse können auftreten, und eine Klärung derselben kann nicht immer unmittelbar erfolgen. Dies bedeutet, dass ein solches Coaching eine gemeinsame, lohnenswerte Arbeit bieten kann, der jedoch Grenzen gesetzt sind. Die Kommunikation per E-Mail ist immer ein Stück weit unpersönlicher Natur und kann die Begegnung in einem lebendigen Dialog nicht ersetzen.

9. Katharina: «Im Herbst fiel ich immer wieder in die Depression zurück.»

1963 wurde ich als erstes und einziges Kind meiner Eltern geboren. Die ersten Monate verbrachte ich alleine in einem Zimmer. Meine Mutter war der Ansicht, dass es nicht gut für mich sei, zu oft von verschiedenen Personen betreut zu werden. Später kümmerte sich vorwiegend meine Großmutter um mich, die im gleichen Haus wohnte. Man sagt mir, ich sei ein sehr aktives und unternehmungslustiges Kind mit viel Fantasie gewesen. Mit 6 1/2 Jahren wurde ich in der Sprachheilschule abgeklärt, ob unter Umständen ein Heimaufenthalt angezeigt wäre. Bis zu diesem Zeitpunkt sprach ich keine richtige Sprache. Ich drückte mich in einer eigenen Sprache aus, die nur meine Familie verstand. Im Frühjahr 1970 kam ich trotzdem in die öffentliche Primarschule. Wir waren beinahe 40 Kinder in vier Stufen. Ich habe gute Erinnerungen an diese Zeit. Meine Lehrerin brachte viel Verständnis für mich auf.

In der folgenden Klasse fiel ich der neuen Lehrerin unangenehm auf, weil ich nicht ruhig sitzen konnte, vorlaut war, ungelenk – schlicht ein mühsames Kind. Auch zu Hause fiel ich immer öfter äußerst unangenehm auf. Nur in den Sommerferien, wenn ich bei meinen Verwandten auf der Alp sein konnte, lebte ich so richtig auf. Die Kühe, die Kälber und die Natur waren meine besten Freunde und verstanden mich. Ab der fünften Klasse besuchte ich die Sekundarschule im Nachbardorf. Leider fiel mir die Integration in die neue Klasse nicht so leicht. Bald einmal merkte man, dass ich sprachlich gewisse Sachen überhaupt nicht begriff. In dieser Zeit starb auch meine Großmutter, die bis dahin meine feste Bezugsperson war. Die Leistungen in der Schule waren je nach Tagesform gut bis miserabel. Mit Ach und Krach absolvierte ich die obligatorische Schulzeit. Anschließend wünschten meine Eltern, dass ich in der französischsprachigen Schweiz die Handelsschule absolvieren solle. Für mich begann da definitiv eine leidvolle Zeit. Weil ich jedes Wochenende nach Hause durfte, verschlimmerte sich das Heimwehgefühl zusehends. Ich fand auch keinen Anschluss an Gleichaltrige und verbrachte fast die ganze Zeit als Einzelgängerin. Nach diversen Kaufhausdiebstählen und anderen Eskapaden konnte ich schließlich die Ausbildung im Welschland abbrechen. Auf eigene Initiative suchte ich eine kaufmännische Lehrstelle. Ich absolvierte die dreijährige Fachausbildung mit Bravour. Im menschlichen Bereich verhielt ich mich absolut rebellisch. Zudem ging ich sehr viele Männerbeziehungen ein, da ich das Alleinsein nicht ertrug. Nach Beendigung der Ausbildung war ich oft traurig und antriebslos. Meine Eltern erzählten mir später, dass sie oft Angst gehabt hätten, dass ich mir das Leben nehmen würde.

Mit 22 Jahren fand ich zum christlichen Glauben. Dort fand ich viel Kraft und Mut, um mich dem Alltag zu stellen. Als ich dann noch eine zweite Ausbildung als Krankenschwester angefangen hatte, war ich sehr glücklich. Leider setzte ich mir einen zu hohen Leistungspegel, mein übertriebenes Verantwortungsgefühl führte zum psychischen und physischen Zusammenbruch.

Inzwischen hatte ich geheiratet. Ein Jahr nach der Trauung wurde unser erster Sohn geboren. Ich konnte ihn korrekt versorgen, doch wusste ich eigentlich nichts mit ihm anzufangen. Mein Mann begann zu dieser Zeit sein Abendstudium. Somit war ich wieder oft alleine. Dies führte mich in Depressionen und zu Krankheiten.

Unser zweiter Sohn war von Anfang an ein forderndes Kind. Meine totale Überforderung drückte sich bei mir in Tobsuchtanfällen und Essensverweigerung aus.

Im Kindergartenalter wurde unser 2. Sohn auf POS abgeklärt. Die Resultate waren eindeutig. Für mich stellte die Diagnose bei unserem Sohn eine Erleichterung dar – endlich wurde ich ernst genommen. Beim Lesen entsprechender Literatur begann ich dann schrittweise meine eigene Vergangenheit aufzuarbeiten und zu verstehen.

Unser Sohn erhielt schon zu Beginn seiner Schulzeit Ritalin, und eine verständnisvolle Lehrerin half ihm sehr, den Alltag in den ersten beiden Schuljahren zu bewältigen. Als dann ungefähr 2 Jahre später auch der ältere Sohn durch den Psychiatrischen Dienst bezüglich ADHS abgeklärt wurde, hat man uns erklärt, dass alles normal sei. Das Problem liege klar bei der Mutter. Dies hat meinem Selbstwertgefühl einen riesigen Knacks versetzt. Wegen verschiedener eigener Schwierigkeiten und solcher meiner Söhne waren sowohl wir Eltern wie auch die Söhne zeitweise in psychiatrischer Behandlung. Mit Hilfe des Kinderpsychiaters arbeitete ich weiter meine Vergangenheit auf, die oft ein Handicap im Umgang mit meiner Familie war. Leider fiel ich jeweils im Herbst immer wieder in eine Depression zurück. Bisher hatten wir nicht realisiert, dass diese Rückfälle saisonal bedingt waren. Erst als mein jüngerer Sohn die gleichen Anzeichen hatte und der Arzt uns darauf ansprach, wurde uns dies bewusst. Im Alltag fielen mir zunehmend ADHS-typische Situationen und Umstände auf:

Wenn ich in einer Gruppe von Menschen bin, kann ich dies einige Zeit genießen. Danach ist für mich wichtig, wieder alleine zu sein, um zu regenerieren. Zurzeit besuche ich einen Sprachkurs. Nach der Lektion bin ich jeweils komplett geschafft. Am Nachmittag schlafe ich dann problemlos zwei Stunden. Ich habe oft das Gefühl, dass meine Batterien zu schnell leer sind. Mein Rhythmus ist stark auf die Tageszeiten fixiert. So gegen 19 Uhr werde ich derart müde, dass ich am Tisch einschlafen könnte. Habe ich mehr als einmal pro Woche am Abend etwas los, brauche ich wieder ausgedehnte Ruhezeiten, sonst werde ich krank. Oft komme ich mir vor, als hätte ich einen 2CV-Motor in einem Ferrari-Gehäuse.

Kommentar

Bei dieser Patientin finden wir ein Zusammentreffen einer ADHS mit einer saisonalen Depression. Es ist wichtig, beide Krankheitsbilder separat zu beurteilen, um so die bestmögliche Behandlung durchführen zu können.

Zur saisonalen Depression: Die Patientin berichtet, dass sie sich seit Jahren in der Zeit zwischen Oktober und Februar depressiv verstimmt fühle. Ständige Müdigkeit, Antriebslosigkeit sowie eine verstärkte Gereiztheit seien die Symptome. Zudem habe sie ein vermehrtes Schlafbedürfnis und sei stark vom Tageslicht abhängig. An nebligen Tagen sei die Stimmung deutlich gedrückter als an sonnigen Tagen.

Durch die im Winter eingeleitete Therapie der ADHS kam es sowohl zu einer allgemeinen Verbesserung der ADHS-Symptomatik wie auch der saisonalen Depression. Die Patientin verspürte mehr Energie, die Antriebsarmut war verschwunden, sie konnte Dinge, die sie früher aus dem «Augenwinkel» wahrgenommen hatte, auf einmal richtig registrieren, verarbeiten und auch umsetzen.

Es kam ihr vor, als würde sie unter einer dicken Nebeldecke hervorschauen. Früher hatte sie den Eindruck, als ob sie unter Wasser wandeln würde, mit Watte in den Ohren.

Konsequenzen: Die Patientin kann ihr Tagespensum nun viel besser bewältigen. Am Abend ist sie aber auch entsprechend müde und erlebt einen erholsamen Nachtschlaf. Besonders beeindruckend ist zudem, wie sich ihre Selbsteinschätzung verändert hat. Früher habe sie zu sich selber gesagt: «Du bist der Fehler, du bist das

Problem.» Heute kann sie eruieren, wann sie einen Fehler begangen hat und kann dies zudem kommunizieren. Sie kann zu sich selber stehen. Erst im Verlauf der nächsten Jahre wird sich zeigen, ob die Therapie der ADHS wirklich auch die saisonal bedingten Verstimmungszustände zu kompensieren vermag.

Viele Patientinnen (und natürlich auch Patienten) finden – wie hier in diesem Beispiel – im Glauben einer kirchlichen Gruppierung zusätzlich notwendige Strukturen und Halt.

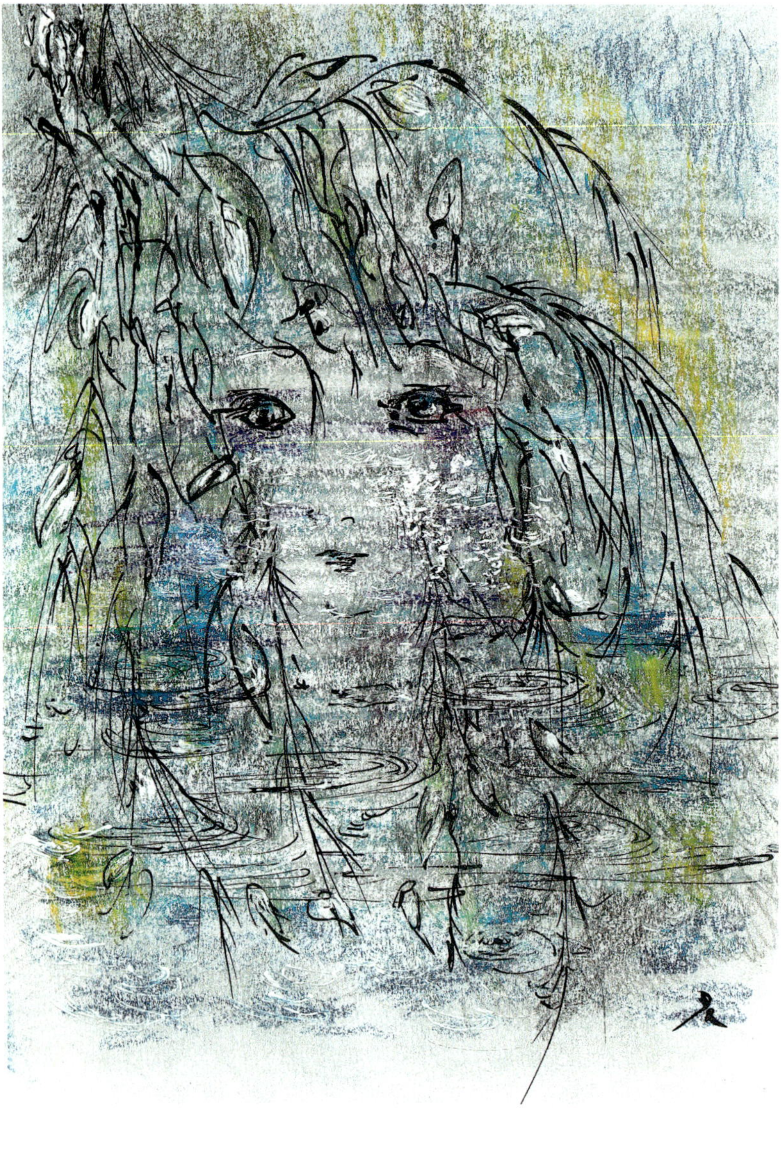

Tränenmeer

10. Andrea: «Heute leide ich immer wieder unter panischen Ängsten, vor allem unter Versagensängsten und Minderwertigkeitsgefühlen.»

Ich heiße Andrea, bin verheiratet und habe zwei Kinder. Ich arbeite als Krankenschwester in einer 30-Prozent-Anstellung.

Als 19-jährige Schülerin im Krankenhaus hatte ich Suizidgedanken, worauf ich mich mit Hilfe und Unterstützung meines Freundes (jetzt mein Mann) zu einer Psychotherapie entschlossen habe.

Mein siebenjähriger Sohn weist eine ADHS auf. Im Februar 2002 bin ich der ELPOS (Elternorganisation von POS/ADHS-Kindern) beigetreten und besuche regelmäßig die Gesprächsgruppen. Durch meinen Sohn habe ich sehr viele Parallelen zu meinem kindlichen und jetzigen Verhalten beobachtet.

Obschon ich mich in meiner Partnerschaft geborgen fühle, bin ich häufig unzufrieden, niedergeschlagen und jähzornig. Mein Selbstwertgefühl ist gering. Die Gefühlslagen «himmelhoch jauchzend» und «zum Tode betrübt» können sich in Minutenschnelle abwechseln.

Obwohl ich «ein Unfall» war, haben mich meine Eltern sehr geliebt. Ich wurde zum Lebensinhalt meiner Mutter. Weil mein Vater Ingenieur war, wollte er nicht, dass meine Mutter arbeiten ging. Er war und ist ein «Workaholic» und war deshalb fast nie zu Hause. Meine Eltern hatten häufig Streit, und ich war oft die Vermittlerin. Mein Vater hat jeweils lange nichts gesagt und ist dann plötzlich, nicht nachvollziehbar, ausgerastet und brauchte verletzende Worte. Danach knallte er die Türe zu und ist wie ein «Wilder» mit dem Auto davongefahren. Meine Mutter hat sich dann ins Bett verkrochen und geweint. Zwischen drei Tagen bis zu einer Woche hat sie dann nicht mehr mit meinem Vater gesprochen. Obwohl er zur Versöhnung Blumen brachte, konnte er sich nie entschuldigen.

Wenn ich meine Mutter enttäuschte, sagte sie: «Du sagst, dass du mich liebst. Aber wenn du mich wirklich lieben würdest, würdest du mir dies nicht zuleide tun.» Danach hat sie auch mit mir bis zu drei Tagen nicht mehr gesprochen. Sie hat einfach alle Haushaltsverrichtungen wortlos erledigt. Meistens hat sie in dieser Zeit für mich Dinge erledigt, welche schon lange fällig gewesen wären, dafür sollte ich mich jeweils bedanken.

Dies liest sich alles sehr negativ. Wenn sie nicht Depressionen hatte und damit drohte, ins Wasser zu gehen, war sie ein extrem warmherziger, liebenswürdiger und aufopfernder Mensch. Sie würde für mich das letzte Hemd geben. Auch meine Kinder lieben ihre Großmutter abgöttisch!

In der Schule hatte ich enorme Konzentrationsschwierigkeiten. Wenn die anderen Kinder bereits in der Hälfte der Arbeit waren, hatte ich erst die Überschrift geschrieben. Ich musste immer schauen, was die anderen Kinder machen. Mit viel Fleiß und stundenlanger Unterstützung meiner Mutter bei den Hausaufgaben habe ich dennoch gute Noten erzielt. Ich hatte schon immer sehr viele Ideen gleichzeitig und verzettle mich im Detail. Ich habe immer noch Mühe, Dinge auf einen Punkt zu bringen. Dank eines Lehrers, welcher an meine Fähigkeiten glaubte, durfte ich prüfungsfrei in die Sekundarschule. Allerdings brachte ich es dort nie zu guten Noten, obschon ich eine Streberin war. Meine körperliche Unruhe habe ich im Sport abreagiert. Hier war ich begabt und bei den anderen Jugendlichen beliebt. Sonst war ich während der ganzen Schulzeit immer eine Außenseiterin, was mich sehr schmerzte.

In der neunten Klasse lernte ich bereits meinen zukünftigen Mann kennen.

Im zehnten Schuljahr kam ich gut mit, weil das Niveau gerade angemessen und ich so unter den Klassenbesten war. Plötzlich konnte ich die Schule genießen. Ich hatte zwar eine Schulfreundin, war aber immer noch eher eine Außenseiterin, was mich aber weniger als bisher belastete.

In der Hälfte der Ausbildung zur Krankenschwester geriet ich in eine Krise. Ich hatte derart große Versagensängste und Probleme mit der Ablösung von meinen Eltern, dass ich mich mit Hilfe meines Mannes zu einer Psychotherapie angemeldet habe.

Heute leide ich immer wieder unter panischen Ängsten, vor allem unter Versagensängsten und Minderwertigkeitsgefühlen. Die Quali -fikationen meiner Arbeitgeber waren immer sehr gut. Obwohl ich A-Qualifikationen erziele, bin ich tief in mir drin sicher, dass meine Arbeit ungenügend ist.

Mein Chaos im Kopf zeichnet sich auch im Haushalt ab. Überall liegen Gegenstände, wo sie nicht hingehören. Wenn Besuch kommt, muss ich die Ware häufig notfallmäßig unter dem Bett oder im Schrank verschwinden lassen. Danach fällt mir der gesamte Kram entgegen, weil ich schon wieder vergessen habe, dass ich meine Sachen nur so hineingestopft habe. Mein Mann hilft dann wieder einmal mehr aus dem Chaos.

Kommentar

Stimmungsschwankungen, Versagensängste, ausgeprägtes prämenstruelles Syndrom, geringe Selbstakzeptanz, hochgradige Empfindsamkeit, die Angst, völlig außer Kontrolle zu geraten, und unberechenbare Wutausbrüche plagten die Patientin, als sie in meine Praxis kam. Diese Frau ist sehr attraktiv und zeigt eine überaus sympathische und positive Ausstrahlung. Und dennoch hat sie ein dermaßen negatives Selbstbild entwickelt. Wie ist das nur auf einen Nenner zu bringen?

Die Patientin wuchs in einem von einer ADHS belasteten Familie auf. Der Vater war arbeitssüchtig und impulsiv, die Mutter eine warmherzige, liebenswürdige und aufopfernde Frau, litt zusätzlich an Depressionen.

Die Patientin erlebte in ihrer Kindheit – natürlich unbewusst – die Andersartigkeit einer ADHS-Familie sowie ihre eigene ADHS-Problematik. Solche Frauen sind von Leid geplagt, und nur mit viel Einfühlung und Verständnis (eventuell unterstützt durch eine zusätzliche Medikation) gelingt es, dieses Gefühl der Ausweglosigkeit zu bannen.

11. Evelyne: «In vielen Beiträgen über ADHS konnte ich mich wiedererkennen.»

Ich bin als erstes von vier Kindern geboren. Mein Vater war Prokurist auf einer Bank, meine Mutter Hausfrau. Vor einiger Zeit habe ich mit meiner Mutter über meine Kindheit gesprochen. Ich wollte wissen, wie ich als Kind war.

Schon mit zwei Jahren sei ich ein sehr lebhaftes Kind gewesen. Ich sei immer sehr beschäftigt gewesen und hätte alle Schubladen ausgeräumt. Wo ich auch war, es herrschte ein Chaos. Als Kleinkind sei ich eher schüchtern gewesen, hätte viel geweint. Im Kindergarten empfand ich die Trennung von meiner Mutter und den Geschwistern als schlimm, war eine Einzelgängerin und verhielt mich ängstlich. Laut der Kindergärtnerin mangelte es mir an Konzentrationsfähigkeit. Ich hielt meine Eltern schon damals auf Trab: Obwohl ich wusste, dass ich nie in ein fremdes Auto hätte einsteigen dürfen, habe ich dies eines Morgens gemacht.

Meine Mutter erzählt mir, dass es kaum Momente gab, in denen ich nichts machte. Ständig war ich auf der Suche nach Spannung. Ich konnte mich nie sehr lange vertiefen, Spiele wurden zwar begonnen, jedoch nicht beendet. Später wurden meine beiden Schwestern geboren. Ich sei oft eifersüchtig gewesen, hätte mich oft mit meinen Geschwistern gestritten. Bewegung sei für mich schon ganz früh sehr wichtig gewesen. In den ersten Schuljahren war ich ein richtiger Wirbelwind und zeigte von Anfang an Schulschwierigkeiten.

Ab der sechsten Klasse begann ich mit verschiedenen Aktivitäten wie Gitarre, Flöte und Tischtennis spielen, doch mein Interesse war jeweils nur von kurzer Dauer. In der Pubertät begann für meine Eltern eine harte Zeit. Ich war aufbrausend, explodierte schnell und warf Messer gegen meine Geschwister. Ich schrie und brüllte, wenn ich mich schlecht behandelt fühlte. Ich hatte einen extrem sturen Kopf: Obwohl ich eigentlich die Aufnahmeprüfung zur Sekundarschule hätte machen müssen, weigerte ich mich hinzugehen. Im Handarbeiten schnitt ich in die selbst genähten Hosen … Wo ich auch auftauchte, herrschte das Chaos, ich hinterließ überall meine Spuren …

Bei der Berufswahl wollte ich nichts lernen, wozu ich sitzen musste. In den letzten Jahren hatte ich eigentlich recht gute Zeugnisse. Allerdings hatte ich viel geschummelt, weil ich es spannend fand. Meistens wurde ich von den Lehrern nicht erwischt. Ich wusste schon lange, dass ich Krankenpflegerin lernen wollte, weil ich dafür nur zwei Jahre weiter in einer Schule sitzen musste. Im Welschlandjahr als Schwesternhilfe stand ich unter Stress – doch genau das liebte ich. Die Arbeit war abwechslungsreich und spannend, wir durften jeden Monat auf einer anderen Abteilung arbeiten. Ich, als «Landei», tobte mich richtig aus, suchte nach immer neuem Nervenkitzel. Ich begann im Spital meine zweijährige Lehre. Ich liebte die Abwechslung an meiner Arbeit. Allerdings hasste ich die Blockkurse. Oft zeichnete ich, um nicht nur stillzusitzen. Der Unterricht lief wie in einem Film ab, ich konnte mich nicht konzentrieren, rutschte auf dem Stuhl hin und her und verlor den Faden. Ich wohnte während dieser Zeit im Personalhaus. Da war immer etwas los. Ebenfalls war ich oft im Fitnesszentrum anzutreffen, um meine überschüssige Energie abzubauen. Ich konnte nie ein Buch lesen, meine Gedanken schweiften immer ab. Schon nach vier Zeilen wusste ich jeweils nicht mehr, was ich gelesen hatte. Dem Lehrstoff widmete ich mich erst immer im letzten Moment, besonders in der Nacht vor den Prüfungen fiel mir das Lernen besonders leicht. Unter Druck konnte ich gut arbeiten …

Ich heiratete und gebar 1994 meine erste Tochter, 1995 kam unser zweites Kind, ein Knabe, zur Welt. Auch als die Kinder ganz klein waren, habe ich gearbeitet. Zuerst 20 Prozent, heute deren 50. Ich konnte nie recht alleine sein, fühlte mich unwohl, wenn nichts lief, begann mit Kursen und beendete keinen davon. Ich hatte oft Stimmungsschwankungen.

Wie sieht es heute aus? Inzwischen gehen meine Kinder in die erste und dritte Klasse. Ich bin oft ungeduldig, wenn ich etwas im Kopf habe. Ich treibe ziemlich viel Sport, manchmal übertreibe ich es auch. Natürlich habe ich in den Jahren auch Eselsbrücken gebaut und versuche so mein chaotisches Leben einigermaßen in den Griff zu bekommen. Ich mache mit meinem Mann oft einen Plan, was ich am nächsten Tag erledigen möchte. Manchmal klappt dieses Vorgehen recht gut, manchmal weniger. Ich schreibe mir so ziemlich alles Wichtige auf. An meiner Pinwand hängen Unmengen von Notizzettel. Ich habe das Glück, Freunde zu haben, die mich akzeptieren wie ich bin, obwohl ich ihnen ab und zu sicherlich auf die Nerven gehe.

Die letzten zwei Jahre habe ich Nachtwache auf der Akutabteilung gemacht. Weil das Spital eher klein ist, waren wir nur zwei Pflegepersonen, die für die Abteilungen zuständig waren. Es waren unheimlich strenge Nächte. Es gab Nächte, während denen man kaum etwas essen konnte. Einerseits liebte ich diesen Stress. Ich konnte arbeiten wie ich wollte, ich habe ein riesiges Arbeitspensum bewältigt und wurde darob von meinen Kolleginnen bewundert. Im Beruf konnte ich meine Hyperaktivität richtig ausleben. Oft fühlte ich mich aber auch unsicher und hatte Angst, dass ich etwas hätte falsch machen können... Ich wollte unter keinen Umständen den Patienten schaden. Am Morgen hatte ich Mühe, einzuschlafen, ich konnte nicht abschalten, es schwirrten tausend Gedanken im Kopf… Ich begann exzessiv kof-feinhaltige Getränke zu konsumieren, Red Bull, ungefähr zwölf Tassen Kaffee. Ich aß sehr viel Schokolade …

Nach einem Zusammenbruch, habe ich viele Gespräche mit meiner Ärztin geführt. Ich verspüre sehr großes Vertrauen zu ihr. Sie war und ist immer für mich da! Durch die Gespräche wurde mir klar, dass ich so nicht weiterfahren konnte, dass es für mich nicht gesund ist, wenn ich viele Tätigkeiten gleichzeitig machen sollte. Ich konnte nicht mehr zwischen Wichtigem und Unwichtigem unterscheiden, hatte Mühe, Prioritäten zu setzen.

Eines Tages sagte meine Ärztin, wenn ich ein Kind wäre, würde man mir Ritalin geben. Zum ersten Mal habe ich mich im Internet über ADHS bei Erwachsenen informiert. Bis hierhin hatte ich immer gedacht, dass davon nur Kinder betroffen wären …

In vielen Beiträgen über die ADHS konnte ich mich wieder erkennen. Irgendwie war ich erleichtert, dass ich nun wusste, was ich hatte. Ich habe mit Betroffenen über das Internet «gechattet», auch über Ritalin wurde gesprochen. Viele sagten, dass sich ihr Leben seit der Einnahme von Ritalin verändert habe, dass sie nun imstande seien, klar zu denken.

Ich denke, dass das Medikament selber nicht heilt, sondern dass auch ich sehr viel dazu beitragen muss, damit mein Leben ruhiger wird. Ich wünsche mir so sehr, dass ich eine Sendung im Fernsehen ansehen kann, ohne dass gleichzeitig der Computer und die Musik laufen müssen, dass ich ein Buch zu Ende lesen kann, dass es mir gut geht, auch wenn keine «Action» angesagt ist, dass ich mich einer Tätigkeit widmen kann, ohne gleich an die nächste und übernächste Beschäftigung zu denken.

Ich habe mir einen Hund gekauft, damit ich die Energie beim Laufen loswerden kann. Es ist ein kleiner Westie-Terrier mit sehr viel Temperament. Doch auch er löst meine Probleme nicht, unter denen ich wirklich leide.

Kommentar

Die Patientin wurde mir für eine konsiliarische Beurteilung zugewiesen. Die Hausärztin vermutete zu Recht eine Aufmerksamkeitsdefizitstörung vom vorwiegend hyperaktiven Typ. Ich konnte die Diagnose bestätigen, der überaus lebendig geschriebene («hyperaktive») Lebenslauf spricht für sich. Ich denke weitere Worte erübrigen sich.

Wie die Patientin auf die medikamentöse Therapie mit Ritalin angesprochen hat, wird sie selbst im Kapitel «Therapie» weiter ausführen (vgl. Seite 157).

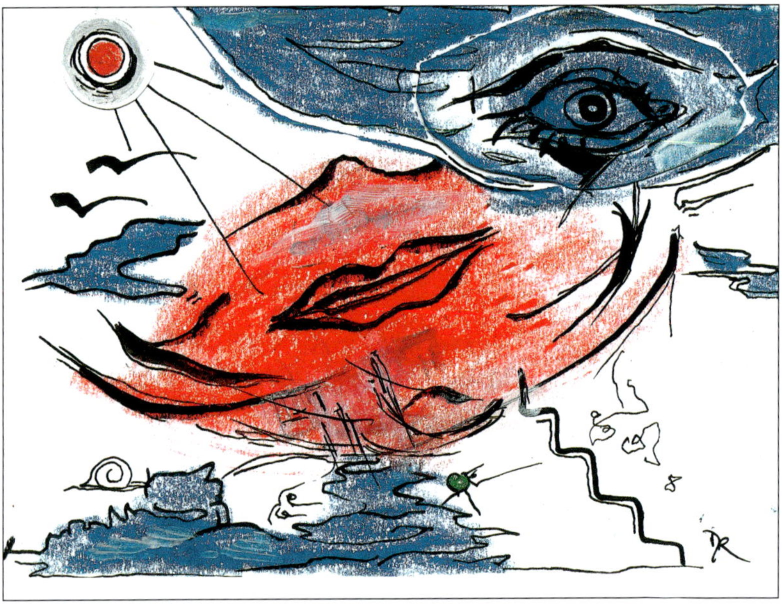

Leidenschaft

Frauen ab dem 50. Lebensjahr

Hier möchte ich zu Beginn eine damals sechzigjährige Patientin erwähnen, die aus purer Neugierde in meine Praxis kam. Bei ihrer Tochter und zwei Enkelkindern sei jeweils eine ADHS diagnostiziert worden. Sie kam mit der Frage, ob sie wohl diejenige in der Familie sei, die das «ADHS-Gen» in sich trage.

Sie hatte ihr Leben eigentlich gut gemeistert. Sie war seit 38 Jahren verheiratet und große Krisen hatte es in ihrem Leben nicht gegeben. Bei der näheren Befragung wurde jedoch klar, dass sie gleichwohl mit ihrem Leben nicht so zufrieden war. Ihr Mann nörgle immerzu, kritisiere sie und könne ihre Freude am Leben nicht teilen. Vielleicht sei sie ja ein wenig überspannt, habe immer 1000 Ideen im Kopf, würde am liebsten noch das Tanzbein schwingen und errötend und kichernd erwähnte sie, dass guter Sex halt auch schön wäre (ob das noch «normal» sei in ihrem Alter?). Sie habe sich damit abgefunden, dass es ihr nicht vergönnt gewesen war, ein so schönes und intensives Leben zu führen wie sie es sich eigentlich vorgestellt hatte. Aufgrund der Lebensgeschichte und der Abklärung ergab sich tatsächlich die Diagnose einer ADHS vom hyperaktiven/impulsiven Typ ohne nennenswerte Aufmerksamkeitsprobleme. Eine von der Patientin gewünschte, versuchsweise durchgeführte Stimulanzientherapie führte zu einem «Aha-Erlebnis» bei der Patientin, beim Ehemann und nicht zuletzt bei mir. Der Ehemann, der von allem nichts wusste – die Patientin hatte sich nicht getraut, ihm von den Konsultationen bei mir zu berichten – bemerkte eines Tages: «Was ist auch geschehen? Ich kann zum ersten Mal, seitdem wir verheiratet sind, die Zeitung in Ruhe lesen, ohne dass Du mich andauernd mit Deinem albernen Geschwätz störst …»

Die Patientin fasste ob dieser positiven Wende Mut und beschloss, einen ihrer lang gehegten Wünsche in die Tat umzusetzen. Sie schrieb sich in einem Malkurs ein und der Ehemann ließ sie gewähren.

Die drei Patientinnen, deren Lebenslauf nachfolgend abgedruckt ist, hatten weniger Glück. Alle drei leben vom ersten Ehemann geschieden, leiden an Depressionen und zeigen ein gestörtes Essverhalten. Mit den typischen Symptomen einer Aufmerksamkeitsstörung haben sie ihr Leben nur mit großen Anstrengungen und viel Mühsal meistern können.

Alle kamen in meine Praxis, nachdem sie Artikel und Bücher über die ADHS gelesen hatten. Ich war für die Frauen die letzte Anlaufstelle. Sie hofften nach vielen durchlaufenen Therapien, spät aber doch noch zu «ihrer Diagnose» zu gelangen …

12. Marianne: «Man sagt mir oft, ich solle mich nicht kleiner machen als ich bin.»

(Im Bericht dieser Patientin finden wir im Kindesalter die typischen bekannten Symptome der Hyperaktivität und Aufmerksamkeitsstörung wieder. Nach einer ersten gescheiterten Ehe schreibt sie:)

Ich fing wieder an als Sekretärin zu arbeiten, hatte im Laufe der Jahre immer neue Positionen und stieg in der Hierarchie etwas auf. Meine Konzentrationsschwäche konnte ich meist verbergen, weil niemand kontrollierte, wie lange ich für eine Arbeit hatte und wie oft ich sie neu machen musste, bis alles seine Richtigkeit hatte. Dadurch schaffte ich es sogar bis zur Leiterin der Finanzabteilung, obwohl ich mit den Zahlen nur mühsam zurechtkam. Oft hatte ich mehrere angefangene Arbeiten. Wenn ich gestört wurde und etwas anderes machen musste, hatte ich die vorherige Arbeit schon vergessen. Ich konnte mich bei meinen mir unterstellten Bürokräften nicht durchsetzen und litt unter deren Überheblichkeit. Ich war froh, als ich kündigen konnte und wieder heiratete.

Von der Familie meines Mannes und seinen Freunden wurde ich liebevoll aufgenommen, ich hatte beinahe das Gefühl nach Hause zu kommen. Meine zweite Ehe brachte mir auch nicht das erhoffte Glück. Ich tat jedoch alles, um diese Beziehung nicht scheitern zu lassen, weil ich meinen Mann liebte.

Meinen Haushalt kann ich nur mit Mühe bewältigen. Manchmal herrscht in einem Zimmer wochenlang Unordnung, bis ich plötzlich aufräumen kann. Ich werde nie fertig, auch wenn ich genügend Zeit habe. Ich mache alle Wege dreimal und auch auf der Arbeitsstelle habe ich so meine Mühe. Meine Arbeit kann ich mir ziemlich frei einteilen, so dass ich Dinge, die mir nicht gelingen wollen, zurückstellen kann, bis es schließlich funktioniert. Auf meinem Schreibtisch herrscht immer ein Chaos. Als ich während 13 Monaten arbeitslos war, schaffte ich meinen Haushalt nicht besser.

Ich habe Mühe, in großen Kaufhäusern einzukaufen. Ich finde nichts. Nur in kleineren überschaubaren Geschäften finde ich mich zurecht.

Ich ließ schon dreimal ein EEG (Elektroencephalogramm = Hirnstromkurve) erstellen (in einem Zeitraum von 23 Jahren), die jedoch keinen Befund ergaben.

Jahrelang litt ich unter starken Kopfgeräuschen und Ohrendruck, jetzt habe ich oft nur noch ein leises Rauschen oder Brummen. Ich bin stark geruchsempfindlich, ziemlich geräusch- und lichtempfindlich.

Ich blühe auf, wenn ich mit lieben Menschen zusammen bin. Dafür ist mir dann auch keine Arbeit zu viel.

Meine Tochter und auch andere meinen, ich würde mich nicht meinem Alter entsprechend verhalten. Das trifft wahrscheinlich zu: Innerlich bin ich zum großen Teil noch immer ein Kind und lasse mir meine natürliche Lebensfreude nicht zerstören. Auch bin ich weiterhin auf der Suche nach Anerkennung und Liebe.

Erhalte ich Anerkennung, ist es mir peinlich und ich schwäche das Lob ab. Man sagt mir oft, ich solle mich nicht immer kleiner machen als ich bin.

In den Ferien kann ich mich nur schwer entspannen. Stundenlanges Liegen am Strand ist mir ein Gräuel.

Manchmal weiß ich nicht, was ich mit Alltagsdingen anfangen soll, die ich schon lange kenne. Plötzlich vergesse ich, wie mein Autoschlüssel funktioniert oder ich versuche verzweifelt, meine Haustüre mit dem Büroschlüssel zu öffnen. Oder ich handhabe einen Gegenstand verkehrt, obwohl ich ihn zuvor schon hundertmal richtig benutzt habe. Ich komme mir öfters sehr verwirrt vor und muss mich im Straßenverkehr stark konzentrieren. Es ist mir auch schon passiert, dass ich in einem mir wohl bekannten Geschäft den Ausgang nicht mehr gefunden habe.

Ich kann keinen Terminkalender führen. Ich versuche es immer wieder, vergesse aber regelmäßig, rechtzeitig hineinzuschauen.

Ich kaufe fast immer ohne Einkaufszettel ein. Wenn ich einen schreibe, kann es sein, dass ich ihn zuhause vergesse oder im Laden nicht mehr finde. Manchmal komme ich mit einer Menge Artikel nach Hause, nur nicht mit dem, was ich eigentlich einkaufen wollte.

Ich habe Orientierungsschwierigkeiten. Wenn ich eine Straße fünfzigmal befahren habe und ich für einmal aus der Gegenrichtung komme, erkenne ich sie nicht wieder. Nur wenn ich ganz bewusst darauf achte, dass nun alles Gewohnte auf der anderen Seite sein muss, erkenne ich sie.

Ich kann sehr spontan sein, Versprechen geben, die mir Bauchschmerzen bereiten, wenn ich sie dann einlösen muss. Ich halte meine Versprechen aber ein. Eine Bekannte wollte ihre Schwester in Indien besuchen, hatte aber keine Lust, alleine zu fliegen. «Ich komme mit», sagte ich spontan und schon stand der Reisemonat fest. Dann wurde mir beinahe übel bei dem Gedanken, nach Indien fliegen zu müssen. Ich erlitt einen komplizierten Armbruch und hatte somit eine Entschuldigung, weshalb ich meine Freundin nicht begleiten konnte.

Ich habe auch schon ohne böse Absicht mit verschiedenen Leuten zur gleichen Zeit abgemacht. Man hat mich auch schon als unzuverlässig bezeichnet, weil ich vergessen hatte, eine Person abzuholen oder einer anderen etwas mitzubringen.

Ich habe im Laufe meines Lebens schon Vieles liegen lassen: neue Kinderkleidung im Warenhaus, das Portemonnaie oder ganze Einkäufe mit dem Geld in der Telefonzelle, eine Handtasche in einer Pension, die Schlüssel in der Türe stecken lassen und vieles mehr.

Meine Sachen erhielt ich meist unversehrt zurück. Ich habe mir immer gesagt, der Liebe Gott weiß, dass ich nichts dafür kann und bewahrt das Meinige. Sogar als einmal im Büro eingebrochen wurde, blieb mein Schreibtisch unangetastet.

Als ich Ihr Buch «ADS bei Erwachsenen» las, erinnerte ich mich beim Lesen einer ähnlichen Geschichte, dass ich selbst unabsichtlich beinahe schon viermal unser Haus in Brand gesteckt habe …

Kommentar

Und wieder einmal eine klassische ADHS. Im Fall dieser Patientin war die Diagnosestellung entscheidend. Die Patientin konnte zum ersten Mal in ihrem Leben aufatmen. Ihre Vergesslichkeit, mangelhafte Konzentrationsfähigkeit, ihre Unordnung, ihre Stimmungsschwankungen, die hier im Bericht nicht auch noch erwähnten «Fressattacken», ihre Empfindlichkeit in Bezug auf Kritik, das Gefühl, ständig bevormundet zu werden – alles wurde auf einmal erklärbar. Sie war sofort einverstanden, den Versuch mit einer Stimulanzientherapie vorzunehmen. Der Erfolg blieb nicht aus, die Patientin sprach recht gut an, fühlte sich ausgeglichener, konnte vor allem auch mit ihren Hungergefühlen besser umgehen. Sie konnte ihre Arbeit strukturierter angehen ohne ständige Angst, etwas zu vergessen. Sie hat auch in diesem fortgeschrittenen Alter noch ein deutliches Mehr an Lebensqualität gewonnen.

13. Ruth: «Ich hatte größte Existenzängste und die ständige Sorge, im Chaos zu ertrinken.»

Am Anfang der Woche war ich verzweifelt. Ich hatte aufgeschrieben, dass ich meinen Lebenslauf für die erste Konsultation bei Ihnen fertig haben sollte. Ich wusste, dass ich dies nicht schaffen würde. Ich wollte Ihnen schreiben und sie fragen, ob es anderen Frauen gelingt, einen Lebenslauf rechtzeitig einzusenden.

Zum Glück merkte ich dann, dass ich meine «Uni-Strategie» angewendet hatte, die da heißt: «Gib die Arbeit immer eine Woche vor dem Termin ab.» So hoffe ich, dass dieser Lebenslauf noch rechtzeitig fertig wird. Ich bin seit Jahren immer wieder in ärztlicher Behandlung und habe auch ein paar Jahre Psychotherapie hinter mir. Ich habe die Neigung, immer wieder in Erschöpfungsphasen zu gelangen. Da ich es aber fast immer doch noch schaffe, merkt man dies nicht so schnell. Ich bin schon mehrmals umgezogen und habe mich erst in der Lebensmitte an der Uni eingeschrieben. Unter größten Anstrengungen habe ich meinen Berufswunsch verwirklicht.

Nach meiner Scheidung vor fünf Jahren habe ich all meine Kräfte für den Aufbau meiner neuen beruflichen Karriere verwendet. Inzwischen bin ich an der fünften Arbeitsstelle gelandet. Jetzt bin ich da, wo ich sein möchte. Ich wünsche mir, dass es mir gelingt, hier zu bleiben – hoffentlich bis zu meiner Pensionierung.

Auf Schlafstörungen bin ich im vergangenen Jahr abgeklärt worden. Es liegen keine medizinischen Gründe für meine vor. Ich komme einfach nicht ins Bett, weil ich mit allem, was ich noch tun möchte, nie fertig werde. Außerdem ist meine Wohnung selten so aufgeräumt, wie ich mir dies wünsche. Ich verwende selten genügend Zeit fürs Ordnen von Papieren oder Kleidern, sodass ich am Morgen Zeit brauche, um herauszufinden, was ich anziehen soll. Die Steuererklärung ist mein großer Schreck und ist einer der Hauptgründe, warum ich von der Selbständigkeit wieder in das Angestelltenverhältnis gewechselt habe. Ich bin einfach mit den administrativen Dingen nicht fertig geworden und hatte nie mehr frei.

Im Seminar ging es mir «soso lala». Aufsätze schreiben konnte ich sehr gut, aber lernen und Fakten behalten und französische Resumés auswendig vortragen, fiel mir schwer. Ich erinnere mich auch, dass ich mich einmal von unserem Psychologielehrer sehr stark missverstanden und bloßgestellt gefühlt habe. Ich gab voller Begeisterung eine Antwort und er sagte zu mir, dass ich nicht aufgepasst hätte und die Antwort falsch sei. Es war mir nicht bewusst, dass ich nicht aufgepasst hatte. Von da an war ich verunsichert, weil ich Angst hatte, dass mit mir etwas nicht stimmen könnte. Ich war oft deprimiert.

Als junge Lehrerin fand ich eine Ein-Zimmer-Wohnung. Ich musste mehr als einmal geweckt werden, weil meine Schüler vor der Schulzimmertüre standen und warteten. Das Unterrichten ermüdete mich sehr. Am Mittwochnachmittag legte ich mich jeweils schlafen und wachte kaum mehr auf. Meine Mutter schickte mich zu einer Ärztin, die ein Elektrokardiogramm machte und nachher sagte, dass ich völlig gesund sei. Ich hatte auch schreckliche Menstruationsschmerzen und eine ganz starke Periode alle 3 Wochen. Niemand konnte mir helfen.

Mit meinem Mann verband mich eine starke sexuelle Beziehung. Ich konnte nicht verstehen, warum er einmal sagte, er habe das Gefühl, ich sei gar nicht präsent. Nachdem ich die Pille nehmen durfte, ging es mir etwas besser. Während der Schwangerschaften fühlte ich mich super. Nur die Geburt des ersten Kindes war sehr schwierig, weil es so lange dauerte.

Die Prüfungen im Psychologiestudium waren sehr schwierig, ich hatte größte Mühe beim Lernen. In den Vorlesungen schlief ich häufig. Ich konnte mich nicht konzentrieren und wenig vom gelesenen Stoff behalten Ich ging zu einer Gesprächspsychologin in die Therapie und erzählte, dass ich Striche gemacht habe, wie oft ich beim Lesen abschweife. Es waren etwa 20 in einer Viertelstunde. Sie konnte mir nicht helfen und mein Mann war sowieso nicht glücklich darüber, weil er meine Therapiestunden bezahlen musste. Ich habe dann angefangen, mich mit einem Guarana-Drink zu wecken, um mich besser konzentrieren zu können. Ich trank schon immer sehr viel Kaffee und schlief am besten, wenn ich noch einen Kaffee vor dem Zubettgehen trank.

Später arbeitete ich selbständig in einer eigenen Praxis, hatte aber größte Existenzängste und auch die ständige Sorge, Dinge nicht zur rechten Zeit erledigen zu können oder im Chaos zu ertrinken. Ich ging wieder in eine Therapie und die Therapeutin wusste auch keinen besseren Rat, als mir zu sagen, dass ich jeden Abend noch eine Viertelstunde aufräumen müsse. So schlief ich halt oft nach dem Nachtessen ein, wachte nach einer Stunde wieder auf und arbeitete schließlich bis weit nach Mitternacht. Das kümmerte niemanden, denn ich war ja allein.

Kommentar

Diese Psychologin wurde mir mit gestellter Diagnose zu einer medikamentösen Behandlung zugewiesen. Eine alleinige Medikation ist aber bei erwachsenen Patienten selten ausreichend. Obgleich diese Patientin sehr gut auf die Medikation angesprochen hatte, war, beziehungsweise ist eine Psychotherapie nötig. Wenn eine Frau über 50 Jahre alt ist und sich ein Leben lang mit Unzulänglichkeiten geplagt hat, ist das Selbstwertgefühl verständlicherweise wenig ausgeprägt. Empathisch und vor allem auch stützend muss hier Hilfe geboten werden. Das Meistern von Alltagssituationen ist hiermit aber noch lange nicht gewährleistet. Um eine möglichst vollständige befriedigende Verbesserung zu erzielen, muss im Sinne eines Coachings eine Verhaltensmodifikation erarbeitet werden. Ziele werden formuliert und mögliche Wege ins Auge gefasst, um neue und bessere Strukturen zu ermöglichen, und das alles natürlich in einem entsprechenden Zeitraum. Reifere Patientinnen mit einer ADHS erfordern in unserer leistungsorientierten Gesellschaft und schnelllebigen Zeit mit ihrer Reizüberflutung und allgemeinen Verunsicherung auch von den Therapeuten ein spezielles Engagement. Ein umfassendes Therapieprogramm sollte mit dem Ziel verfolgt werden, dass eine Patientin ein Gefühl der «Ganzheit» erfahren kann.

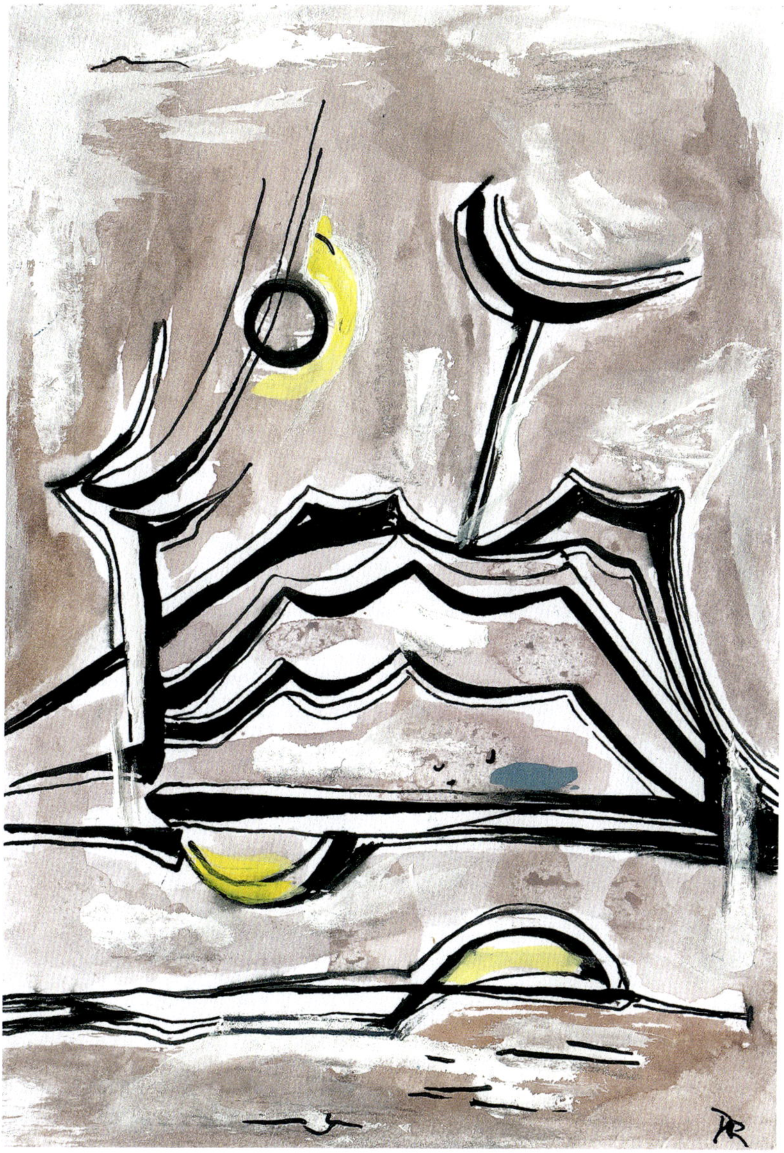

Weg mit Hindernissen

14. Gertraud: «Ich hatte oft Schuldgefühle, weil ich nicht jeden Tag gleichermaßen leistungsfähig war.»

Ich bin durch einen Flyer zufällig auf die ADHS aufmerksam geworden. Der Inhalt desselben deckte sich mit den Schwierigkeiten meines Sohnes, der seit einiger Zeit in einer beruflichen und persönlichen Krise steckt. Wir (mein Sohn und ich) haben uns deshalb Bücher und Informationen über ADHS besorgt.

Da ADHS offenbar genetisch bedingt ist, haben wir uns in der Verwandtschaft umgesehen und verschiedene Quellen ausgemacht. Das heißt, im Moment sehe ich einige Mitglieder unserer Familie, die diese «Krankheit» haben könnten – vor allem auch mich.

Verschiedene Symptome lassen mich dies vermuten: Vergesslichkeit, Konzentrationsmangel, große Schlafprobleme, sehr lebhafte Träume, Depressionen, ruhelose Beine, Flucht in Tagträumerei, Außenseitertum.

Was mich am meisten beeinträchtigt, besonders beruflich, ist meine große Vergesslichkeit und mein Konzentrationsmangel. Ich kann mich heute nicht mehr erinnern, was gestern war. Ich vergesse vor allem auch Gesichter und Namen. Dadurch werde ich oft unsicher. Außerdem schwanken meine Leistungen sehr stark. Früher als ich oft körperlich arbeitete, fiel mir auf, dass ich an einem Tag Höchstleistungen erbrachte und am nächsten Tag kaum das Nötigste schaffte. Ich hatte deswegen oft Schuldgefühle, weil ich nicht jeden Tag gleichermaßen leistungsfähig war.

Heute habe ich immer noch diese guten und schlechten Tage, ohne regelmäßigen Rhythmus. Tage, an denen ich mich sehr gut konzentrieren kann und Tage, an denen ich am Morgen fast nicht aus dem Haus komme, mich eine Stunde lang umkleide, weil ich mich unsicher fühle. Es ist eine große Belastung für mich, wenn ich im Büro auf eigene Fehler stoße, oder noch schlimmer, wenn mein Chef diese bemerkt. Oft hängt meine Leistungsfähigkeit auch stark vom Wetter ab – so auch meine Migräne. Es strengt mich manchmal so sehr an, mich zu konzentrieren, dass ich mich sogar körperlich elend fühle.

Diese Schwankungen sind für mich derart behindernd, dass ich beispielsweise meine Ausbildung zur Erwachsenenbildnerin nicht verwerten kann, weil ich Angst davor habe, bei einem Kurs einen schlechten Tag zu erwischen. Seit etwa einem Jahr nehme ich regelmäßig Antidepressiva. Mit diesen geht es mir viel besser. Ich kann mich besser konzentrieren und fühle mich auch in Gesellschaft weniger unwohl. Nur in meiner Sexualität empfinde ich mich eingeschränkt.

(Wichtig ist der Abschnitt über die Mutter der Patientin:)

Meine Mutter konnte sich mit dem kleinen Verdienst meines Vaters nie abfinden und kam damit – trotz der finanziellen Unterstützung durch ihre Eltern – nie zurecht. Sie war (und ist) chaotisch, hielt sich nie an Essenszeiten, kannte keine Hemmschwelle und scheute sich nicht über die intimsten Familienangelegenheiten mit wildfremden Menschen zu sprechen. Sie sprach und tat alles, was sie liebte, maßlos. Andererseits war sie voller Aufopferungswillen und sehr großzügig in materiellen Dingen. Sie vernachlässigte uns im Grossen und Ganzen, hielt aber an ein paar Prinzipien fest: Wir mussten absolut ehrlich sein, durften nicht über andere Leute schlecht sprechen. Sie klärte uns früh über Sexualität auf. Ich genierte mich schon als kleines Kind in ihrer Gegenwart, weil ich immer Angst hatte, dass sie unüberlegte Dinge erzählen oder tun könnte.

In ihrem unbeherrschten Zorn sagte mir meine Mutter später oft, ich sei nicht normal, nicht wie andere Kinder. Ich fing an, mich zu beobachten und hatte doch eigentlich zu Hause keinen Maßstab und kein Vorbild für Normalität. Ich fühlte mich schon früh verantwortlich für die Ordnung im Haus und für meine Mutter. Oft war ich gezwungen, ohne Geld einkaufen zu gehen, und musste mir von den Ladenbesitzern Vorwürfe anhören und stellte mich vor anderen Leuten bloß. Meine Mutter konnte mich (oder meinen Vater) stundenlang auf das Übelste beschimpfen, in einer Lautstärke, dass die ganze Nachbarschaft mithören konnte – und das in einem kleinen Dorf. Mit ihr ein normales Gespräch zu führen war (und ist) fast nie möglich. Sie interpretiert und unterstellt einem andauernd Sachen. Gespräche endeten mit Streit, da wir uns gegenseitig dauernd missverstanden fühlten.

Mit meinem Vater verstand ich mich meistens sehr gut. Das empfand meine Mutter als Verrat an ihr. Sie war überzeugt, dass ich nicht gleichzeitig beide Elternteile lieben konnte. Ihr Hass gegen ihn geht noch über den Tod hinaus. Wir «Kinder» können in ihrer Gegenwart nicht über unseren Vater sprechen oder über ihn trauern, ohne dass sie sich verletzt fühlt. Ich habe sehr viel getan, um ihre Liebe zu erringen. Und um die Ehe meiner Eltern zu erhalten, die nach der Scheidung und anschließender Wiederverheiratung weiter stritten, habe ich mehrmals versucht, mich selbst zu ersticken. Ich hatte die unsinnige

Hoffnung, dass mein Tod beide zur Besinnung bringen könnte. Meine Mutter hatte oft gedroht, sich umzubringen und verschwand einfach. Ich habe sie als Kind oft in der stockdunklen Nacht im ganzen Dorf gesucht.

Kommentar

Je älter, desto länger natürlich der Lebenslauf. Bewusst habe ich darauf verzichtet, die vollständige Lebensgeschichte dieser Frau wiederzugeben, die vielen vorhergehenden gleicht. Interessant ist hier aber vor allem die kritische Selbstbeobachtung und Auseinandersetzung der Patientin mit ihren ADHS-Symptomen und erneut das Auftreten depressiver Episoden, im weiteren die Beobachtung, dass ihr Sohn ebenfalls betroffen ist und wegen einer ADHS bei einem Kollegen in Behandlung steht. Nicht zuletzt beeindruckt die Schilderung des vorwiegend impulsiven Verhaltens ihrer Mutter. Der Kreis schließt sich – drei Generationen sind betroffen. Die Patientin selber, eine fähige, engagierte Frau, bald 60-jährig, hat durch die Bestätigung ihrer Vermutungsdiagnose ADHS, einer kombinierten medikamentösen Therapie mit Antidepressiva und Stimulanzien neuen Lebensmut und Freude gewonnen. Nach und nach wurden die Antidepressiva durch Ritalin ersetzt. Die Patientin fühlt sich mit Ritalin «authentischer» und hat keine Nebenwirkungen mehr. Es bleibt nur zu wünschen, dass ihr jetzt noch viele Jahre «guten Lebens» vergönnt sein werden.

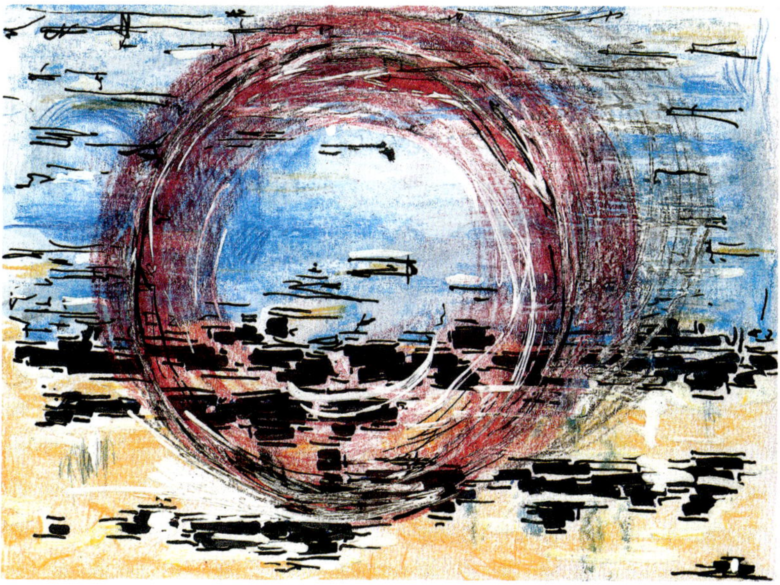

der Kreis schliesst sich

Therapie der ADHS bei Frauen

Frauen wie Männer durchlaufen häufig regelrechte Therapieodysseen, bis sie an die richtige Stelle gelangen, das heißt an einen fachkundigen Therapeuten, der sich in der Thematik der ADHS auskennt. Eine umfassende Abklärung ist eminent wichtig, nur so wird man den Patienten gerecht.

Gerade bei Frauen, bei denen die ADHS sehr häufig in Kombination mit anderen psychiatrischen Krankheitsbildern einhergeht, ist eine sorgfältige Abklärung unbedingt anzustreben. Wir bereits erwähnt verstehen wir heute die ADHS als ein bio-psycho-soziales Phänomen und sollten entsprechend vorurteilslos die Wechselbeziehungen der körperlichen und seelischen Vorgänge von Fall zu Fall und von Situation zu Situation bewerten. Ich betone immer wieder, dass wir Menschen und nicht Diagnosen behandeln sollten.

Ist die Diagnose ADHS gestellt und sind differentialdiagnostische Überlegungen in Betracht gezogen worden, wird natürlich der Leidensdruck der Patientin für die vorzunehmende Therapie richtungsweisend sein.

Die Therapie der ADHS stützt sich auf ein Drei-Säulen-Modell, das heißt:

- die Medikamentöse Therapie
- die Psychotherapie
- das Coaching

Bei Therapiebeginn sollte immer eine Aufklärung über das Krankheitsbild im Vordergrund stehen. Es ist so, als würde man in das Puzzle der Persönlichkeit einer betroffenen Frau endlich Ordnung bringen. Auf einmal klärt sich das Rätsel und eine große Erleichterung wird wahrgenommen.

Leider heißt das nicht, dass die Symptome nun nicht mehr vorhanden sind, es ist vielmehr so, dass der Ausgangspunkt ein anderer ist. Jetzt gilt es, die Hauptklagen zu berücksichtigen: Sind es die Aufmerksamkeitsdefizite, sind es depressive Symptome oder herrschen Symptome einer Angststörung vor? Leidet die Patientin an Schlafstörungen oder ausgeprägten prämenstruelle Beschwerden?

Man wird sich im Einzelfall immer nach den vorherrschenden Symptomen richten und so versuchen, die bestmögliche Therapie festzulegen.

Die **Basismedikation** der ADHS sind die sogenannten Stimulanzien, Medikamente, die sowohl bei Kindern als auch Erwachsenen erwiesenermaßen zu einer deutlichen Linderung der Symptome führen können. Eine «biologische Ausheilung» der ADHS ist wahrscheinlich nicht möglich und aus meiner Sicht ist man es der Patientin schuldig, ihr «klaren Wein einzuschenken». Die Versprechungen auf völlige Heilung erzeugen einen kindlichen Zauberglauben, die die Patientin mit ihrem Leiden von Arzt zu Arzt (oder Kurpfuscher zu Kurpfuscher) pilgern lässt.

Gerade dieser Umstand, dass die ADHS nicht geheilt werden kann, wird von den Medien häufig aufgegriffen und kritisiert. Warum soll eine betroffene Person Medikamente schlucken, die am Ende doch nichts bringen und erst noch eine potentielle Suchtgefahr aufweisen? Hier eine Antwort auf diese Frage:

Durch eine Therapie mit Stimulanzien kommt es zu einer Verbesserung der kognitiven Fähigkeiten, die Aufmerksamkeit wird besser, vor allem bei monotonen Aufgaben, die Ablenkbarkeit wird geringer, das Kurzzeitgedächtnis verbessert sich, Gedanken können besser abgerufen werden, Arbeiten werden präziser ausgeführt und die Ausdauer ist größer. Außerdem kommt es zu einer Normalisierung der Hyperaktivität und Impulsivität. Die Patientinnen werden ruhiger, haben einen verringerten Rededrang, können ihre Impulse besser kontrollieren und sind weniger aggressiv.

Diese Verbesserung der Symptomatik führt verständlicherweise zu einer anderen Arbeitshaltung. Die Patientinnen verhalten sich in ihren sozialen Interaktionen besser angepasst und ein positives Feedback seitens des Umfelds bleibt nicht aus, was wiederum zu einer Verbesserung des Selbstbildes führt. So können sich die Patientinnen zum ersten Mal in ihrem Leben akzeptieren, obwohl sie weiterhin von ADHS betroffen sind.

Erwachsene Patientinnen profitieren von einer Behandlung mit Stimulanzien auch in Bezug auf die emotionale Labilität; sie fühlen sich ausgeglichener, sind nicht mehr so stark Stimmungsschwankungen unterworfen. ADHS Patienten, vor allem Frauen, sind oftmals ängstlich, überbesorgt, sehen gleich Gespenster. Wenn der Ehemann oder die Kinder nicht zur verabredeten Zeit zu Hause erscheinen, phantasieren sie sogleich ein «worst-case-Szenarium» und kommen überhaupt nicht zur Ruhe.

Frauen berichten zudem, dass ihre prämenstruellen Beschwerden unter Stimulanzien deutlich zurückgehen können.

Häufig haben ADHS-Patientinnen auch Schlafstörungen. Einerseits solche, wie bereits beschrieben, andererseits Schlafprobleme bedingt durch die typisch wechselhafte Arbeitsmotivation und Ausdauer. Betroffene können sich nicht darauf verlassen, wann und wo sie die benötigte Konzentration aufbringen werden, um eine bestimmte Arbeit fertig stellen oder ein bestimmtes Lernpensum für eine Prüfung bewältigen zu können. Die Konzentrationsfähigkeit schwankt so stark, dass sie, sobald der Moment kommt, wo sie das Gefühl haben «jetzt oder nie», nicht zu bremsen sind: Sie arbeiten oder lernen, ohne sich eine Ruhepause zu gönnen. Statt sich nach ihrem körperlichen Befinden zu richten und entsprechend realitätsgerecht zu leben, kommt es nicht selten zu einer Verausgabung der Kräfte. Es entwickeln sich sekundäre Störungen wie allgemeine Unlust, die zur depressiven Verstimmung führen kann, Kopfschmerzen, Magenbeschwerden und weitere psychosomatische Leiden. Die Lebensfreude und die Leistungsfähigkeit werden nachhaltig beeinträchtigt.

Auch für solche betroffene Menschen können Stimulanzien ein wahrer «Segen» sein: Erstmals können sie sich nicht nur besser konzentrieren sondern auch ihre Zeit besser einteilen, Wachzeiten und Schlafenszeiten normalisieren sich.

Wichtig ist aber auch darauf hinzuweisen, dass im Tagesablauf unbedingt Erholungspausen einzuplanen sind, ich nenne das die «Inseln der Ruhe». Nicht jede ADHS-betroffene Frau hat einen Ehemann zur Seite, wie im Beispiel einer meiner Patientinnen, der seiner Frau an den Wochenenden regelmäßig «befiehlt»: *«Du solltest jetzt wieder deinen Mittagschlaf abhalten»*.

Bewegung an der frischen Luft sollte auch explizit empfohlen werden.

Wie jedes Medikament können auch Stimulanzien **Nebenwirkungen** erzeugen, sie sind aber selten und als geringfügig einzustufen.

Es kann zu einer Appetitverminderung kommen. Bisher musste ich deswegen nur einmal eine Therapie abbrechen.

Auch Schlafstörungen können eventuell auftreten oder verstärkt werden. So oder so empfiehlt es sich, immer ein Schlaftagebuch zu führen. Eventuell wird man die letzte Medikamenteneinnahme nicht allzu spät am Abend ansetzen, doch gibt es auch immer wieder Patienten, vor allem Erwachsene, die durch die Stimulanzien eher zur Ruhe kommen und meistens besser schlafen. Eine meiner Patientinnen sagte mir: «*Ich nehme mein Viertelchen Ritalin, dann kann ich mich aufs Schlafen konzentrieren*»; damit brachte sie zum Ausdruck, dass so ihr Gedankenkarussell zum Stillstand kam.

Ein anderer Patient erwacht jeweils um 2 Uhr morgens, mit 2,5 mg Ritalin kann er 20 Minuten später wieder ruhig einschlafen.

Bei Einschlafschwierigkeiten kann eventuell auch Remeron (Mirtazapine) mit guter schlafanstoßender Wirkung eingesetzt werden.

Es kann in seltenen Fällen zu einer Blutdruckerhöhung kommen, weshalb der Blutdruck kontrolliert werden muss.

Falls sich eine depressive Symptomatik verstärkt, kann diese durch eine zu hohe Dosis oder durch eine mögliche Komorbidität entstehen.

Ein sogenanntes Rebound-Phänomen, das heißt eine vermehrte Unruhe und Gereiztheit, wird manchmal beim raschen Absinken des Wirkspiegels beobachtet, hier helfen die nun erhältlichen länger wirkenden Präparate.

Bei Auftreten von Tic-Störungen muss ein klarer Zusammenhang bestehen, um von einer Nebenwirkung sprechen zu können, meistens waren die Tics vorbestehend, können jedoch eine Verschlechterung durch die Medikation erfahren.

Falls eine Wahnsymptomatik auftritt, muss die Diagnose revidiert und die Medikation selbstverständlich sistiert werden.

Während einer Schwangerschaft und der Stillzeit wird die Medikation nicht empfohlen. Stimulanzien stellen wahrscheinlich für das ungeborene Kind keine Gefahr dar. Aus ethischen Gründen sind dazu verständlicherweise kaum Studien durchgeführt worden.

Das A und O bei einer Medikation mit Stimulanzien ist die «maßgeschneiderte» Einstellung. Jede Patientin benötigt ihre eigene, ganz persönliche Dosierung. Sobald jemand gut eingestellt ist, wird diese Dosis beibehalten, geringfügige Veränderungen nach unten oder oben können vorkommen, sind aber im Gegensatz zur Anwendung bei Kindern nicht die Regel. Es kommt zu keiner Toleranzentwicklung (Gewöhnung) und das erklärt auch, warum betroffene ADHS Patienten keine Gefahr laufen, süchtig zu werden. Eine meiner Patientinnen verbrachte ihre Ferien in Spanien ohne Stimulanzien. Nach ihrer Rückkehr erzählte sie: «*Super, ich war ausgelassen, wie eh und je, habe ein bisschen viel eingekauft … und das Chaos im Zelt war perfekt.*»

Auch in Europa stehen uns nun vermehrt neue Medikamente zur Verfügung: Neben dem seit über 55 Jahren erhältlichen Ritalin (Methylphenidat) gibt es seit kurzem das Generikum Medikinet. Für viele Patientinnen sind die neu auf den Markt gekommenen Langzeitpräparate Concerta, Medikinet MR und Ritalin LA von großem Vorteil. Leider sind die vor allem in den USA erhältlichen d-Amphetaminpräparate (vor allem Adderall) in Europa weiterhin nur über eine Internationale Apotheke erhältlich. Die Kassenzulassung der Stimulanzien fürs Erwachsenenalter ist weiterhin nicht befriedigend geregelt. Mit dem neuen Präparat Focalin (eine Weiterentwicklung von Methylphenidat) wird wahrscheinlich ab 2010 ein für Erwachsene offiziell zugelassenes Präparat aus der Gruppe der Stimulanzien erhältlich werden.

Das anders wirkende Atomoxetin (Strattera) wird ab Sommer 2009 in der Schweiz vorerst für Kinder zugelassen, in den USA hat es bereits seit einigen Jahren auch die Zulassung für Erwachsene.

In der Regel sollte bei uns aber zur Einstellung immer mit dem kurzwirksamen Ritalin oder Medikinet begonnen werden.

Bei Alkohol- und Drogenproblemen sollten diese zuerst angegangen werden. Ebenso ist es empfehlenswert, den Kaffeekonsum (manchmal bis zu 12 Tassen täglich) zu reduzieren.

Wie bereits mehrmals erwähnt, sind Begleiterkrankungen bei Erwachsenen sehr häufig, so dass eine alleinige Medikation mit Stimulanzien selten ausreichen wird. Bewährt hat sich die Kombination mit Antidepressiva, vor allem den sogenannten SSRI-Medikamenten. Speziell gute Erfahrungen habe ich zudem mit Efexor (Venlafaxine) gemacht. Manchmal kommt es mit solchen Präparaten auch zu einem Libidoverlust, so dass die Dosierung geändert werden muss.

Anxiolytika (angstlösende und beruhigende Medikamente) setze ich selten und nur kurzfristig ein, eine Ausnahme ist Buspar (Buspiron), das auch einen guten Effekt auf die Impulskontrolle zeigt.

Hypnotika (Schlafmittel) verordne ich nur selten und auch hier nie über eine längere Zeitdauer.

Eine medikamentöse Therapie wird nicht immer nötig sein. Es gibt Patientinnen, welche zu Beginn einer Therapie Hemmungen haben, täglich Tabletten zu schlucken. Diesen Umstand gilt es zu respektieren. Ich mache zudem häufig die Erfahrung, dass den Patientinnen dafür Zeit eingeräumt werden muss. Nicht selten erfahren sie dann, dass sie nicht weiterkommen, und äußern den Wunsch, nun doch einen Medikationsversuch zu unternehmen.

Im Einzelfall geht es ja darum zu analysieren, was für «mich und meine durch meine Natur und mein soziales Umfeld bedingte Ichhaftigkeit» nun wirklich stimmt. Jede Frau muss ihre Erfahrungen machen, um sich daraus ein brauchbares Lebensrezept zu konstruieren.

Hier setzt die **Psychotherapie** ein, entweder parallel zur medikamentösen Therapie oder zu Beginn auch ohne Medikamente. Zur Behandlung der ADHS ist eine Gesprächspsychotherapie mit kognitiv-verhaltenstherapeutischem Ansatz gemäß den guten Erfahrungen in den USA die Behandlung der Wahl.

Durch die erlittenen negativen Lebenserfahrungen geht eine ADHS einher mit

- einer negativen Selbstwahrnehmung,
- einer mangelnden Selbstorganisation sowie
- einer verminderten Selbststeuerung in Anforderungs-Stress-Situationen. Emotionale Fehlreaktionen und depressive Entwicklungen sind – wie wir gesehen haben – häufig die Folge.

Mit der kognitiven Verhaltenstherapie werden die verfälschten Kognitionen, die Denk- und Verhaltensmuster aufgedeckt und bearbeitet. Die aktive Mitarbeit der Patientin ist dabei unerlässlich. Eine Verhaltensmodifikation mit Verbesserung der sozialen Kompetenz durch Erlernen von Problemlösefertigkeiten und Konfliktlösungsstrategien, sowie Verbesserung der Selbstkontrolle führen zu einer emotionalen Stabilisierung und sind dabei die definierten Ziele.

Erwachsene ADHS-Patientinnen haben bis zur Diagnosestellung ein Leben voller Mühsal erfahren. Sie haben gearbeitet, studiert und nur mit großem Aufwand sind sie «auf einen grünen Zweig gekommen», falls sie es überhaupt so weit bringen konnten. Sie sind immer wieder auf Unverständnis gestoßen, Stimmungsschwankungen prägten ihren Alltag, eine chaotische Lebensweise und mangelhafte Impulskontrolle stellten sie vor manchmal unüberwindliche Hindernisse, ihr eigenes Leben in den Griff zu bekommen und mit den Mitmenschen stabile Beziehungen einzugehen.

Die sich hieraus ergebende Konsequenz ist ein Chaos von Gefühlen – **Enttäuschung, Trauer, Ärger, Verwirrung und tiefe Traurigkeit.**

Es ist die **Enttäuschung**, dass eigentlich das Potential vorhanden gewesen wäre und man doch nicht in der Lage war, dieses auszuschöpfen. Der Lehrabschluss ist nicht geglückt, das Studium wurde abgebrochen, es kam zu wiederholten Kündigungen von Arbeitsstellen. Es ist der **Ärger** über erlittene Frustrationen, sich nicht in der Gewalt zu haben und impulsiv zu reagieren, über die Ungeduld, die manches Vorhaben verhindert hat. Es ist die **Verwirrung**, guten Willens zu sein und das Ziel doch nie zu erreichen und keine Erklärung für dieses Verhalten zu haben. Es ist die **tiefe Traurigkeit**, sich bewusst zu werden, wie viele Beziehungen gescheitert sind, dass man vielleicht sogar den Bruch einer großen Liebe verschuldet hat. Das Selbstwertgefühl dieser ADHS-betroffenen Frauen ist angeschlagen und muss psychotherapeutisch wieder aufgebaut werden.

Wir stehen erst am Anfang der Arbeit, im Verlauf der Therapie müssen weitere Stolpersteine wenn nicht beseitigt, so doch auf ein Mindestmaß reduziert werden.

Die Stimmungsschwankungen zwischen «Himmelhochjauchzend» und «zum Tode betrübt» sind nicht dem Willen unterworfen und doch zeigt es sich, dass, wissend woher diese kommen, es zeitweilig besser gelingt, damit umzugehen.

Es sollte über die mangelhafte Selbstkontrolle mit Zorn- und Wutausbrüchen gesprochen werden, insbesondere die Stressintoleranz, beziehungsweise verminderte Frustrationstoleranz, und das gestörte Sozialverhalten. Bekanntlich sind ADHS-Patientinnen lange nicht immer «Ja»-Sager, sie versuchen immer wieder, ihre Ideen durchzusetzen, auch wenn dies fehl am Platz ist. Sie geraten schnell einmal in eine oppositionelle Haltung und reagieren wie in einer Momentaufnahme.

Sie weisen ein mangelhaftes Durchhaltevermögen auf, sind schnell einmal überfordert, und begonnene Arbeiten werden nicht zu Ende gebracht.

Eine erhöhte Ablenkbarkeit – vor allem bei langweiligen Routineaufgaben – und eine ausgeprägte Reizoffenheit erschweren die Bewältigung alltäglicher Arbeiten. Die mangelhafte Selbststrukturierung führt zur Desorganisation. Viele Frauen können hiervon ein Lied singen, wie schwer es ihnen fällt, Ordnung in ihren chaotischen Haushalt zu bringen. Das Zeitgefühl ist nur schwach entwickelt, die Patientinnen können ihre Zeit nur schlecht einteilen und neigen zur

Unpünktlichkeit. Es gibt allerdings auch solche, die sich ihres Mankos bewusst sind und vor lauter Angst, den Zug oder einen Termin zu verpassen, eine halbe Stunde vor der verabredeten Zeit sich vor Ort einfinden, das heißt sie entwickeln zwanghaft anmutende Symptome.

Impulsive Patientinnen verfügen über eine ungenügende Risikoeinschätzung, die Verkehrsunfallrate von nicht behandelten ADHS Betroffenen ist deutlich erhöht.

Schließlich und eigentlich am Wichtigsten ist es, über Beziehungen zu sprechen. ADHS Betroffene können den Eindruck erwecken, beziehungsgestört zu sein. Das sind sie nicht, sie sind gemäß meiner Erfahrung sehr «ich-bedürftige» Menschen, sehr empfindsam, leicht verletzbar, «übertrieben» fürsorglich, halt «ein wenig anders». Mit dieser Andersartigkeit ecken sie an, und damit haben sie Schwierigkeiten, sich anzupassen.

Mit einem Satz könnte man es so formulieren: In einer Psychotherapie geht es darum, dass sich die Patientinnen selbst besser kennen lernen, ihre ADHS bedingten Unzulänglichkeiten realisieren und mit den vorhandenen Ressourcen (Wille, Intelligenz, Stimmung, Vitalgefühl) das Beste aus ihrem Leben machen.

Hierzu wieder eine Patientin:

«Ja – diese Vorbilder – wie sie hierzulande immer wieder präsentiert werden: Schweigen ist Silber und Reden ist Gold. Die Vorbilder sind still, sagen nur dann etwas, wenn es nötig ist – kurz und treffend. Sie werden bewundert, nie ein Wort zu viel, bescheiden, zurückhaltend, geistreich, schlagfertig. Wer so war – der/die war wer!

Das alles war ich nie – wollte es aber lange sein. Während der Kindheit, in der Schule, auf dem Gymnasium, immer tat es weh, dass ich so weit weg von dem war, und noch viel schlimmer, dass ich zusammengestaucht wurde von Eltern, Lehrerinnen, Lehrern, Freunden und Freundinnen, weil ich das pure Gegenteil war: Ich war geschwätzig, spontan, hatte das Herz auf der Zunge, war laut, verletzend. Manchmal war ein Satz raus – mitten im Fettnapf, das Geschirr zerschlagen. Oder ich hatte Freude an einem Erfolg, wollte es zum Ausdruck bringen, und schon war ich eine Angeberin.

Man merkt das alles nicht oder viel zu spät, wenn das Gegenüber sich ausklinkt, sich verabschiedet, weggeht. Wenn du plötzlich alleine bist und allenfalls hämische Sprüche hörst. Meine Spontaneität war wieder fehl am Platz, verletzte, störte das Gespräch, das Falsche zur falschen Zeit und am falschen Ort.

Das hat sich in den letzten sieben Jahren verändert – die Diagnose ist die halbe Therapie: So wie du auch bist – du bist nicht alleine aus purer ‹Schuld› so. Ich habe nie mehr versucht, das ‹coole› Vorbild nachzuäffen. Diese ruhige, ausgeglichene, schlagfertige geistreiche Person finde ich schon in Ordnung, ich muss aber nicht mehr so werden. Ich lernte, dass ich das Überschäumende auf der einen Seite bremsen, gleichzeitig spontan bleiben und auf der anderen Seite mein Temperament ausleben kann. Schweigen tue ich immer noch nicht, sprechen immer noch viel, ‹träf› kann ich dann und wann sein, besonders wenn ich ein wenig Ruhe bewahren kann.

Wichtig ist mir geworden: Die Bescheidenheit darf die Kraft – ich kann es schon, ich bin gut – nicht abwürgen.

Wo will ich denn nun noch arbeiten: die traumhaften Visionen nicht nur in der Fantasie vorstellen, sondern Ziele formulieren, Etappen festlegen und dann dranbleiben. Nicht nur ankündigen, sondern auch loslegen, reisen und die Zielankunft feiern. *To-do*-Listen aufstellen und sie abarbeiten und nach jedem Schritt Freude haben. Und: mich zurücklehnen und Distanz bekommen, wenn das Temperament mit mir durchgeht.

Das habe ich noch nicht geschafft, trotz des Wissens um mein Handikap. Das fehlt mir noch, das macht auch dann und wann traurig. Noch zu oft verliere ich meine Zeit mit dem Abwägen von Fantasien, mit dem Nachdenken, was ich nun machen könnte, und erliege so dem traurigen ergebnislosen Nichtstun, das so deprimierend wirkt und nur Frust bringt.

Was hat sich nun aber konkret verändert?

Arbeit: Tippfehler sind selten, das Durchstarten am Arbeitsplatz ist selten. Beim Schreiben habe ich nur noch selten einen Schreibstau. Die Konzentration kann ich jetzt auch ohne Ritalin über längere Zeit halten.

Ich habe aufgehört zu rauchen, von einem Tag auf den anderen, ohne Hilfe und Tricks. Finde ich toll, es tut gut in der Seele und im Körper!

In meiner Ehe ist wieder mehr Ruhe, weniger Auf und Ab. Außenbeziehungen sind unbedeutend, im Hintergrund, es sind Freundschaften ohne Erotik, die unsere Beziehung nicht in Frage stellen.»

Die vielen Begleiterkrankungen können ebenfalls mit einer Kognitiven Verhaltenstherapie angegangen werden, am wirksamsten ist hier meist eine kombinierte Therapie mit Medikamenten.

Oftmals kommt es vor, dass Patientinnen so eine wesentliche Verbesserung ihrer ADHS-Symptome und der Begleiterkrankung(en) erfahren haben, und doch lässt die Lebensführung weiter zu wünschen übrig …

Hier setzt nun ein eigentliches **Coaching** ein, damit die weiteren nötigen Schritte wie Aktivierung, Entwicklung von Problemlösungsstrategien, Übungen im Alltag, Aufbau von Bewältigungsfertigkeiten erlernt werden können.

Jede Betroffene benötigt ihr individuelles Coaching: Eine junge Frau in der Ausbildung zur Krankenschwester, die Mühe bekundet, sich im Team zu integrieren, eine Studentin im x-ten Semester, bei deren Studium das Ende nicht absehbar ist, eine Familienfrau, die ihren Haushalt nicht «managen» kann, eine Mutter, die es nicht zustande bringt, ihre Kinder pünktlich in die Schule zu schicken, jede ADHS betroffene Frau wird je nach Lebenssituation mit ihrem Coach besprechen müssen, wo bei ihr die besonderen Schwierigkeiten liegen und wo Prioritäten zu setzen sind.

Zusammen mit einem Coach oder einer Coach-Frau werden Ziele entworfen und Strategien entwickelt, die es ermöglichen sollen, die gesetzten Ziele in Taten umzusetzen.

ADHS-Frauen sind erfinderisch: So hat eine ehemalige ADHS-Patientin ein Haushalts-Coaching aufgezogen. Sie kann dank ihrer persönlichen Erfahrung Betroffenen helfen, aus dem Haushaltschaos ein gemütliches Heim zu gestalten. Manch ein Ehemann stellt so mit Freude und Erstaunen fest, dass seine Frau wirklich nicht von Natur aus faul und unordentlich ist, wie er (und seine Mutter) bis anhin angenommen hatten!

Auch im Internet werden neuerdings fürs Haushaltscoaching Websites angeboten, ohne dass ich deren Qualität beurteilen kann.

Ein ADHS-Coach sollte:

1. Kenntnis haben über das Krankheitsbild der ADHS und durch Weiterbildung auf dem neuesten Stand des Wissens sein.
2. Die Fähigkeit aufweisen, einer betroffenen Person geduldig zuzuhören.
3. Die Fähigkeit haben, zukunftsorientiert zu denken und zusammen mit der Betroffenen neue Ziele zu formulieren.
4. Der Coach sollte strukturiert arbeiten können und diese Struktur der Patientin vermitteln (so werden aus Zielen – Taten!)
5. Ein ADHS-Coach sollte sich bewusst sein, dass ein erfolgreiches Coaching Zeit in Anspruch nimmt, und daher bereit sein, diese Zeit zu investieren.
6. Der Coach sollte je nach Bedarf, im Interesse seiner Patientin, mit Fachpersonen, Schulen, Arbeitgebern Gespräche führen (vernetztes Denken und Handeln ist häufig der einzige Weg, eine scheinbar ausweglose Situation wieder ins Lot zu bringen).
7. Der Coach sollte nicht die Verantwortung für die Patientin übernehmen, sie aber in all ihren Bestrebungen und realisierbaren Plänen stets unterstützen.
8. Ein ADHS-Coach sollte flexibel sein. Coaching findet statt durch persönliche Gespräche, via Telephon oder elektronischer Post. Ausschlaggebend ist der Betroffenheitsgrad und die besondere Situation der Betroffenen.
9. Ein Coach sollte sich durch seine integre Persönlichkeit auszeichnen. Er sollte die Situation seiner Klientin weder ausnützen noch missbrauchen. Die ihm anvertrauten Daten müssen wie von Ärzten oder Psychologen diskret behandelt werden.
10. Ein guter ADHS-Coach sollte Mitgefühl und Verständnis haben und wird so – wenn immer möglich – ermutigende und positive Rückmeldungen vermitteln.

Wir gehen heute davon aus, dass bei der ADHS mehr oder weniger ausgeprägte Dysfunktionen (mit «Sand im Getriebe») im Bereich der exekutiven Funktionen (erfolgreiche Selbstkontrolle für die Planung, Organisation und Ausführung komplizierter Handlungsabläufe) vorliegen. ADHS-Betroffene berichten über chronische Defizite in sechs Bereichen, welche im Zusammenhang mit den exekutiven Funktionen stehen:

1. Störung der Fähigkeit, sich zu organisieren, Prioritäten zu setzen, sowie sich zu motivieren, eine Arbeit in Angriff zu nehmen.
2. Schwierigkeiten in Bezug auf das Fokussieren und die Aufrechterhaltung der Aufmerksamkeit.
3. Mangelhafte Konzentrationsfähigkeit, ausgeprägte Ablenkbarkeit, sowie die Schwierigkeit, ein bestimmtes Arbeitstempo beizubehalten.
4. Störung der Selbstregulation von Affekt und Emotionen und eine verminderte Frustrationstoleranz.
5. Störung des verbalen Arbeitsgedächtnisses und als Folge dessen geringe Selbststeuerung, Selbstkontrolle und Selbstbefragung.
6. Störung der verbalen und motorischen Selbstkontrolle, d. h. z. B. die Schwierigkeiten, keine vorschnellen Antworten zu geben oder Entscheidungen zu treffen.

Professor Tom Brown, einer der führenden ADHS-Spezialisten in den USA, hat diese «exekutiven Funktionen» mit einem Dirigenten eines Orchesters verglichen: Der Dirigent spielt eine entscheidende Rolle in der Führung seiner Musiker. Nur durch ihn wird es möglich sein, aus hervorragenden Solisten ein Orchester zu bilden, die wiederum aus einem Musikstück ein Musikerlebnis gestalten. Der Dirigent organisiert, aktiviert, fokussiert, integriert und dirigiert die Musiker, während diese auf ihren Musikinstrumenten spielen. Die Töne der einzelnen Instrumente werden durch die Kontrollfunktion des Dirigenten miteinander verwoben, Routine und Kreativität werden zu einem Ganzen und die Partitur einer Symphonie in ein musikalisches Erlebnis umgesetzt.

Die exekutiven Funktionen verweisen auf die jeweiligen Funktionen im Gehirn, welche aktivieren, organisieren, integrieren und bewerkstelligen, dass andere Tätigkeiten ermöglicht werden, damit eine Person erfolgreich in seinen Bemühungen sein kann.

Diese Schwierigkeiten sind zwar chronisch vorhanden, jedoch je nach Tätigkeit in unterschiedlichem Ausmaß. Fast jede ADHS-Betroffene kann Tätigkeiten ausüben, bei denen weder ihre Aufmerksamkeit noch die Konzentration gestört zu sein scheinen.

Es kann zum Beispiel erstaunen, mit welcher Akribie eine ADHS-Betroffene an einem kreativen Werk stundenlang arbeiten oder eine andere pausenlos Fernsehsendungen verfolgen kann ohne jegliche Beeinträchtigung ihrer Aufmerksamkeitsspanne. Diese Tatsache führt ja häufig dazu, dass das Umfeld wenig Verständnis für dieses inkonstante Verhalten aufbringt, so lange es die Problematik der ADHS nicht kennt. Die Konzentration kann manchmal nur durch Selbstgespräche verbessert werden, so wie es eine Patientin treffend formulierte: *«Wie soll ich wissen, was ich denke, bevor ich höre, was ich sage.»*

Eine interessante und motivierende, häufig auch selbstgewählte Aufgabe ist immer mit einer erhöhten Aufmerksamkeit und Konzentration gekoppelt. Der Unterschied zwischen ADHS und einem sog. Normalkollektiv besteht darin, dass Nichtbetroffene auch bei weniger interessanten Tätigkeiten bei der Sache bleiben und auch unangenehme Angelegenheiten in einem vernünftigen Zeitraum beenden können.

In Anbetracht dieser Schwierigkeiten sollte das Coaching folgende Schritte aufweisen:

1. **Identifizierung** von Schwierigkeiten und Problemen im Bezug auf die aktuelle Situation, in welcher sich der Betroffene befindet.
2. **Formulierung** von neuen Plänen und Zielen, wobei die individuellen Fähigkeiten, Wünsche, Möglichkeiten und Grenzen berücksichtigt werden.
3. **Strukturierung und Planung.** Problemlösungsmöglichkeiten werden besprochen, so dass die formulierten Ziele in die Tat umgesetzt werden können.
4. **Zeitmanagement.** Mit Hilfe von Stundenplänen, Tages- und Wochenfahrplänen, dem Einsatz von Agenden, Pin-Boards, Organigramm, eventuell sogar spezielle Uhren, werden Zeitrahmen abgesteckt.
5. **Kontrolle.** Zur Unterstützung der Selbststeuerung, Selbstkontrolle und Selbstregulation sollte ein Coach regelmäßig die Fortschritte seines Patienten kontrollieren. Es gilt das Motto: Vertrauen ist gut, Kontrolle ist besser.
6. **Emotionale Unterstützung.** Last but not least, Ermutigung, positive Rückmeldungen werden im Coaching vermittelt. Bei Rückschlägen

wird der Coach mitfühlend seine Patientin begleiten und versuchen, immer nach dem Prinzip Hoffnung weiter zu arbeiten.

Anschließend ein Beispiel, wie ein Coaching durchgeführt werden kann. Hierzu muss ich erwähnen, dass ich persönlich sehr häufig – vorwiegend via E-Mail – solche Coaching-Prozesse durchführe, so auch im Fall dieser Patientin.

Die Patientin schreibt unter anderem:

«Meine Ziele:

1. das Haus entrümpeln, mich belasten die zu vielen Sachen, und doch schaffe ich es nicht, mich davon zu trennen. Es fällt mir auch schwer zu überlegen, wie ich es anders organisieren könnte: Kleider sortieren, Spielsachen, Bücher ausmisten, im Keller Ordnung schaffen;
2. die Hausaufgabenbetreuung meiner Kinder verbessern, meinen dabei empfundenen Stress vermindern, gelassener werden;
3. die Kommunikation mit meinem Mann und den Kindern verbessern – wie kann ich es schaffen, dass sie mir besser zuhören: Das ständige Wiederholen und Druck-ausüben-Müssen ermüden mich so;
4. den generellen Erschöpfungszustand durch bessere Organisation mildern: das Büro aufräumen, Rechnungen schreiben, Dinge nicht vor mir herschieben;
5. mein Selbstbewusstsein steigern und auch dasjenige meiner Kinder. Zwei- bis dreimal pro Woche Sport treiben, um Spannung abzubauen und die Stimmung zu heben (es tut mir unheimlich gut, in der Natur zu sein, aber ich schaffe es einfach nicht, – als Priorität für mich – dafür Zeit zu finden);
6. bei der Arbeit endlich zu wissen, was ich will (Organisation, Ziele). Ich verwende viel zu viel Zeit, finde keine Grenzen;
7. mehr Schlaf.»

Und weiter schreibt die Patientin:

«Hier noch einige Gedanken über mich:

- Es fällt mir schwer, meine Kinder und meinen Mann wirklich zu genießen, ich bin innerlich unruhig und fühle mich fast immer erschöpft, das macht mich sehr traurig.
- Ich mache viel zu viel für meine Kinder, fühle mich für alles verantwortlich, mache mir ständig Sorgen, habe kein Vertrauen.
- Ich fühle mich meinem Mann ‹unterlegen›, weil ich oft nicht fähig bin, Dinge, die er mir erklärt, aufzunehmen und zu behalten.
- Ich setze mich abends oft vor den Fernseher, weil ich vollkommen kaputt bin, um mich zu ‹entspannen› und zu ‹betäuben›, gehe dann zu spät ins Bett – ein Teufelskreis.
- Ich fühle mich mit meinem normalen Alltag innerlich gestresst und ständig überfordert, ich schaffe es nicht, unbeschwert zu sein, das alles macht mich wiederum traurig.
- Ich wünsche mir, mich für die Schulprobleme meiner Kinder nicht schuldig zu fühlen.»

Meine Antworten:

1. Besorgen Sie sich Kisten, die Sie beschriften: Kleider, Spielsachen, Bücher … wenn Sie am sortieren sind, immer nur eins in Angriff nehmen, entweder die Kleider oder die Spielsachen, oder … Tragen Sie in Ihre Agenda ein, wenn Sie wissen, wann Sie voraussichtlich Zeit für eine erste Entrümpelungsaktion haben werden. Dafür maximal 1 bis 2 Stunden einplanen.
2. Es ist für eine von ADHS betroffene Mutter immer schwierig, die Aufgaben ihrer von ADHS betroffenen Kinder zu kontrollieren. In den meisten Schulen gibt es Aufgabenhilfen – erkundigen Sie sich, welche Möglichkeiten es diesbezüglich gibt, Sie können somit sich und ihren Kindern viel Stress ersparen.
3. Führen Sie getrennte Gespräche, entweder mit Ihrem Mann oder mit den Kindern. Überlegen Sie sich vorher, was Ihnen am Herzen liegt, machen Sie sich Notizen, auf diese Weise sind Sie sich Ihrer Sache sicher und es kommt entsprechend besser an, wenn sie nicht laut werden müssen und keinen Druck ausüben.

4. Prioritätenliste erstellen, Tagesfahrplan, Wochenfahrplan und entsprechend das Büro aufräumen, Rechnungen schreiben – so wird der «Aufschieberitis» Einhalt geboten. Immer Ruhepausen einschalten, Tee trinken, die Zeitung lesen, mit einer Freundin telefonieren, jeweils eine ¼ Stunde, mehrmals am Tag. All das wird Ihren generellen Erschöpfungszustand mildern.

5. Ihr Selbstbewusstsein wird sich einstellen beziehungsweise verbessern, sobald Sie es langsam, aber sicher geschafft haben, die Punkte 1 bis 4 zu beherzigen. Ihren Kindern wird es besser gehen, sobald es Ihnen besser geht.

6. Sport zu treiben ist eine ausgezeichnete Idee – unbedingt im Wochenfahrplan einbauen!

7. Nehmen Sie sich Zeit und überlegen Sie sich, worum es Ihnen bei Ihrer Arbeit geht. Arbeiten Sie, weil es Ihnen Spaß macht, um Geld zu verdienen, um nicht nur Hausfrau und Mutter zu sein? Wenn Sie Antworten auf diese Fragen gefunden haben, können Sie sich auch entsprechende Ziele setzen und dann die organisatorischen Fragen angehen – was, wann und wie am besten organisieren, so dass es nicht zu Kollisionen mit Ihren anderen Aufgaben kommt: als Mutter, Ehefrau und Hausfrau.

8. Ein ganz wichtiger Punkt: zu genügendem Schlaf kommen. Versuchen Sie eine sogenannte «Schlafhygiene» aufzubauen. Eine gute Zeit, um ins Bett zu gehen, wäre z. B. 22–22.30 Uhr. Anschließend können Sie sich einen Schlaf- und Entspannungstee «brauen» oder eine warme Honigmilch. Ein kurzes, warmes, nicht heißes (!), Bad und schöne Musik sollten Sie auf die Nachtruhe einstimmen …

Die Gedanken, welche mir die Patientin ebenfalls in ihrer E-Mail darlegte, sind wir im persönlichen Gespräch durchgegangen. Eine E-Mail ist enorm praktisch, wenn es darum geht, konkret und präzis auf bestimmte Fragen eine bestimmte Antwort zu geben, und um das geht es ja beim Coaching. Sie hat dazu noch den Vorteil, dass sie schriftlich festgehalten wird und somit eine hilfreiche Kontrolle besteht. Punkt für Punkt kann und sollte nachgefragt werden, nur so wird gewährleistet, dass die Empfehlungen auf die eine oder andere Art und Weise eingehalten und die Fortschritte – zu aller Freude – festgestellt werden.

Die kognitive Verhaltenstherapie ist eine wissenschaftlich fundiert auf lerntheoretischen Gesetzmäßigkeiten aufbauende Methode zur Behandlung psychischer Störungen. Demgegenüber kann Coaching kurz als Hilfe zur Selbsthilfe definiert werden. Beiden ist gemeinsam, dass sie Denkprozesse anregen und neue Handlungsmuster in Gang setzen. Verhaltenstherapie und Coaching ergänzen einander, beide vermitteln Strukturen, die gerade bei unseren ADHS Patientinnen so eminent wichtig sind. Trefflich hat dies eine Patientin wie folgt formuliert: *«Hilfe-ich-habe-das-zwei-Wochen-Ferien-vor-mir-Stimmungstief!»*

Sowohl der Verhaltenstherapeut wie auch ein Coach sollten immer zukunfts- und ressourcenorientiert arbeiten.

Aus dem bisher Gesagten wird ersichtlich, dass es sich bei der Behandlung einer ADHS um ein multimodales Konzept handelt. Als *«erste Strategie»* gilt es – sei dies nun bei der medikamentösen Behandlung, der Psychotherapie oder bei einem eventuellen Coaching –, sich für die Betroffenen *Zeit zu nehmen.* Dies ist von ausschlaggebender Bedeutung. Bereits das Stellen der Diagnose als solcher ist zeitintensiv, und es ist zudem – wie wir gesehen haben – nicht einfach, die Diagnose zu stellen.

Wir müssen ein umfassendes Bild erarbeiten, die aktuellen Symptome wahrnehmen, lebensgeschichtliche Fakten in Beziehung zum «Hier und Jetzt» der leidenden Person setzen, welche uns Therapeuten aufsucht, sowie Kenntnis über das Umfeld erlangen, in dem sich die Betroffene bewegt. Hierzu ist als *«zweite Strategie» Einfühlungsvermögen* erforderlich.

Diese zwei Strategien werden selbstverständlich auch das weitere Handeln des Therapeuten/der Therapeutin bestimmen, in der Psychotherapie, wie auch im Coaching. Mit dem Einfühlungsvermögen allein ist es nicht getan, es muss ein *ehrliches Interesse* für die Patientin vorhanden sein, für das Leiden und die Lebensgeschichte der betroffenen Person. Dieses Interesse muss nicht nur vorhanden sein, sondern für die betroffene Person auch deutlich spürbar werden. Diese *Empathie* wäre also *«Strategie Nr. 3»*.

Voraussetzung für jede Psychotherapie ist die *Wertschätzung* der Patienten, die uns vertrauen, d. h. wir können dies als *«vierte Strategie»* bezeichnen.

Als letzte, d. h. *«fünfte Strategie»* sei der Einsatz von *Humor* genannt. Gerade bei von ADHS betroffenen Patienten hat sich dieser, wenn zum richtigen Zeitpunkt eingesetzt, als sehr bedeutsam erwiesen.

Diese Strategien können und sollten selbstverständlich auch bei einem guten Coach vorhanden sein. Die Psychotherapeutin muss aber noch weitere Voraussetzungen mitbringen, damit eine Behandlung fruchtbar sein und erfolgreich verlaufen kann. Für eine Ärztin ist die genaue Kenntnis der zu verwendenden Medikamente von immenser Wichtigkeit, nur so kann eine entsprechende Aufklärung stattfinden und können jeweilige Zweifel aus der Welt geschafft werden. Dabei geht es nicht ums Überreden oder Überzeugen, sondern vielmehr um eine klare Darstellung der vorhandenen Möglichkeiten und darum, wie die eine oder andere ihre Wirkung zeigen kann.

Die Psychiater, welche die Behandlung der von ADHS betroffenen Patienten übernehmen, sind – meiner Erfahrung gemäß – gut beraten, wenn sie neben den medizinischen Fakten auch ein gutes psychotherapeutisches «Rüstzeug» mitbringen. Im Idealfall handelt es sich dabei um Verhaltenstherapeuten mit tiefenpsychologischer «Grundschulung». Und natürlich zählt eine jahrelange Erfahrung ebenfalls.

Das sind die Voraussetzungen, welche – meiner Auffassung nach – gute ADHS-Therapeutinnen mitbingen sollten. Ich denke, es muss nicht ausdrücklich betont werden, dass bei der Behandlung der von ADHS Betroffenen Sympathie auf beiden Seiten enorm wichtig ist: bei Patient(in) wie Therapeut(in). Als Therapeutin muss ich das Gefühl haben, «einen guten Draht» zu meinem Gegenüber zu haben; nur so kann und wird sich etwas, sprich: die Therapie, entwickeln können.

Wie sieht es aber auf Seiten des Patienten aus? Ist es ausreichend, wenn eine Betroffene kommt und ich als Therapeutin das Gefühl bekomme, diese sei «geschickt» worden, komme nicht aus eigenen Antrieb heraus? Ohne *Motivation* von Seiten des Patienten wird wenig geschehen. Ich erinnere mich dabei an eine Patientin, die «bekifft» in die Sprechstunde kam. Beim 3. Mal teilte ich ihr mit, dass ich nicht bereit wäre, auf Kosten der Krankenkasse eine Therapie durchzuführen, die von vornherein keine eigentliche Therapie darstelle, da sie ja kaum etwas mitbekäme. Der Patientin war die Entscheidung überlassen, entweder in die Therapie zu kommen, ohne vorher einen Joint geraucht zu haben, oder es bleiben zu lassen – sie kam nicht wieder …

Vertrauen ist ein großes Wort – man muss den Patienten Zeit einräumen, ihnen die Möglichkeit geben, warm zu werden, um zunehmend Vertrauen fassen zu können. Von ADHS Betroffene sind meistens sehr offenherzige Menschen, sie tragen das Herz auf der Zunge, wie eine Patientin von sich sagte, und doch braucht es manchmal *Zeit,* bis sie sich wirklich öffnen und eine fruchtbare Zusammenarbeit entstehen kann.

Eine nicht unwesentliche Rolle kommt dem Umfeld zu. Handelt es sich um ein *Umfeld,* das positiv gegenüber einer ADHS-Diagnose eingestellt ist? Oder etwa um Schwiegermütter und Ehemänner, die der Ansicht sind, Patientinnen seien einfach nicht willens, den chaotischen Haushalt in Ordnung zu bringen oder eine konsequente Erziehung der Kinder durchzuführen …?

Wir wissen, dass eine ADHS in allen sozioökonomischen Schichten anzutreffen ist. Es ist leider so, dass es für den Erfolg einer Therapie nicht unwesentlich ist, wie jemand lebt, was für einen IQ er mitbringt, welche finanziellen Ressourcen vorhanden sind. Die Welt ist nicht gerecht, daran kann auch ich nichts ändern, es geht mir lediglich darum, Fakten, auch wenn man diese nicht gerne hört, offen darzulegen.

In diesem Zusammenhang sollten wir noch kurz die *Resilienz* erwähnen. Die Forschung hierzu ist in vollem Gang, so viel soll hier gesagt werden: Es ist ein Zusammenspiel vieler Faktoren, welches die individuelle Vulnerabilität, d. h. Verletzlichkeit eines Menschen, ausmacht. Angeborene, erworbene, geschlechtsspezifische Unterschiede, soziale und kulturelle Einflüsse sind dafür ausschlaggebend, ob eine von ADHS betroffene Person, trotz der bestehenden Beeinträchtigungen, ein erfülltes, zufriedenes Leben führen kann.

Zusammenfassend kann gesagt werden, dass sich in der Therapie der ADHS im Erwachsenenalter bisher dieser multimodale Ansatz bestehend aus Medikation, Psychotherapie und Coaching am besten bewährt hat.

Abschließend soll mit den beiden folgenden Berichten von Patientinnen über deren Therapieerfahrungen das Gesagte noch weiter illustriert werden. Ein Kommentar meinerseits erscheint mir dazu nicht weiter notwendig.

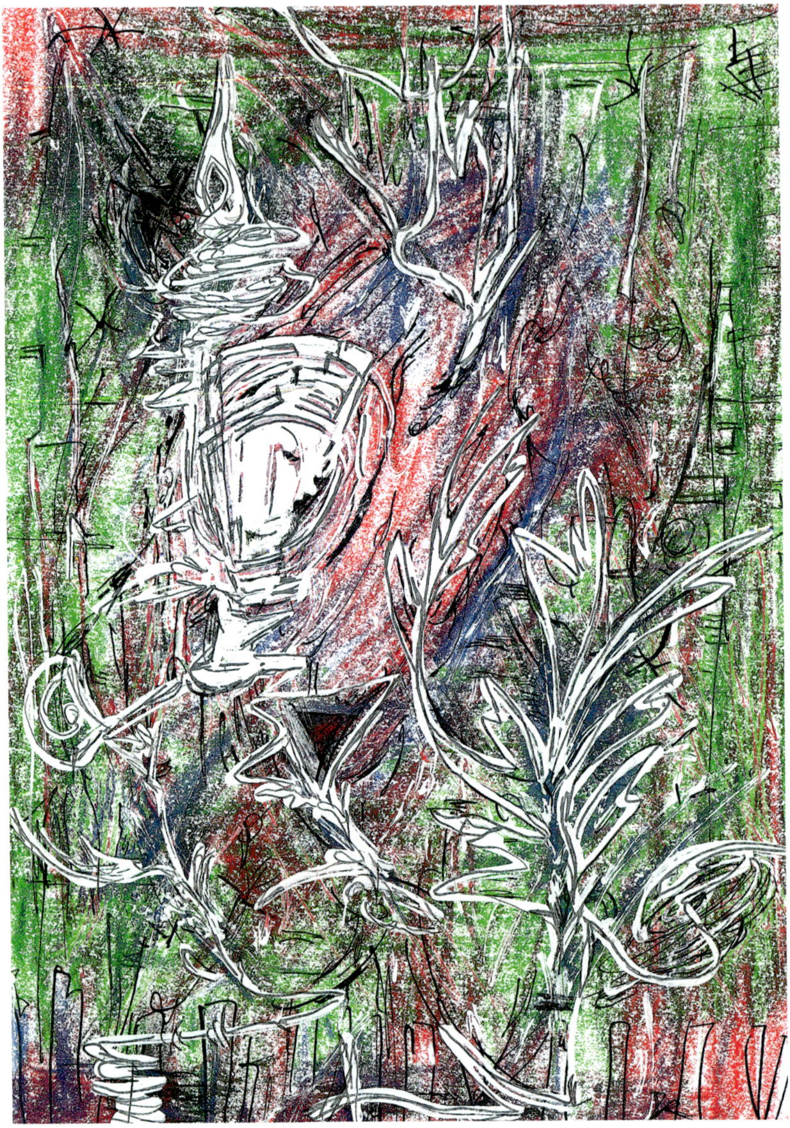

In Phantasien verstrickt

15. Evelyne: «Früher konnte ich kaum einen Augenblick alleine sein, ich war gierig nach Action, hatte Angst vor dem Alleinsein und der Langeweile…»

Über die Vorgeschichte von Evelyne verweise ich auf ihren Bericht Nr. 11 auf Seite 116

Liebe Frau Ryffel

Wie wir vor einem halben Jahr vereinbart haben, melde ich mich. Ich habe schon im Dezember in meinem Schreiben erwähnt, dass sich mein Leben mit der Ritalin-Therapie verändert hat. Klar, es gab viele schwierige Momente. Ich hatte plötzlich Probleme in meiner Beziehung, ich wurde wütend, weil mein Mann weiterhin so fürsorglich zu mir schaute wie vor dem Beginn der Therapie, als er mich immer wieder an Termine, Vereinbarungen und Verpflichtungen erinnerte.

Weil ich in meinem früheren Leben übersexualisiert war, um für einige Momente klar zu sehen, ergaben sich auch dort Probleme. Plötzlich konnte ich die Liebe ganz ruhig genießen, ich musste mit meinem Mann nicht mehr wiederholt schlafen. Er war sich dies allerdings gewohnt und hatte nun den Eindruck, dass ich ihn nicht mehr gerne habe. Alleine wäre ich auf diese Tatsache nicht gekommen. (Anm. der Autorin: ADHS-Patienten verschaffen sich häufig Entspannung durch ein sehr aktives Sexualleben; diese Entspannung ermöglicht es den Betroffenen, zur Ruhe zu kommen und somit besser den täglichen Anforderungen gerecht zu werden.)

Für mich sind die Gespräche und die Unterstützung durch meine Hausärztin sehr wichtig. Alleine würde ich es nicht schaffen… Ich denke, dass ich noch viele Male Ihre Hilfe brauche!

Ich fühle mich manchmal wie ein Kind, welches Grenzen kennen lernen muss. Es sind jetzt ganz andere als früher. Auch was meinen Körper angeht, muss ich lernen, wie viel ich ihm zumuten darf und was er gerne hat.

Stimmungsschwankungen kenne ich seit der Einnahme von Ritalin nicht mehr, ich fühle mich nun ausgeglichen, zufrieden. Ich habe plötzlich Zeit, ich kann an meinen Hausarbeiten bleiben, kann schon recht sinnvoll planen!

Ich bin trotz der Medikamente immer noch ein recht temperamentvoller Mensch, liebe Bewegung, mache regelmäßig Sport, was für mich sehr wichtig ist. Doch auch hier muss ich die Grenzen meines Körpers erkennen lernen ... Doch heute kann ich mit vollem Genuss einen Kilometer schwimmen, früher hatte ich dafür 22 Minuten, heute habe ich 30 Minuten. Doch ich brauche mich nicht mehr auszupumpen, um klar zu sehen. Ich liebe die Spaziergänge und Wanderungen mit meiner Familie oder allein mit meinem Hund.

Früher konnte ich kaum einen Augenblick alleine sein, ich war gierig nach Action, hatte Angst vor dem Alleinsein und der Langeweile ...

Heute sind ruhige Momente für mich sehr, sehr wichtig. Es ist so schön irgendwo in der Natur zu sitzen und zu träumen – einfach mit mir alleine zu sein. Ich habe viel nachzuholen. Ich nehme zurzeit zwischen 50 bis 55 mg Ritalin pro Tag, ich konnte dadurch die sogenannte «AKOS-Brille» (= Metapher für die Medikamentenwirkung) noch optimaler «anpassen», «sehe damit noch deutlicher» – für mich ist diese Dosierung optimal. Ich hatte den Eindruck, dass ich mit 30 mg sehr deutlich «sehe», doch die jetzige Dosierung empfinde ich als noch viel besser.

Ich mache seit einem Jahr Yoga. Mir ist es bisher noch nie gelungen, so lange an einer Beschäftigung dran zu bleiben ... Für mich ist Yoga sehr wichtig geworden. Es hilft mir meinen Körper kennen zu lernen und auch Grenzen zu erfahren. Ich habe eine sehr einfühlsame Yogalehrerin, die ich über meine ADHS informiert habe. Sie bringt Verständnis auf, wenn ich gewisse Übungen nicht machen kann, beispielsweise einstündige Konzentrationsübungen. Ich musste auch schon den Raum verlassen, da ich diese Ruhe nicht aushielt. Sie lässt mich machen!

Noch gibt es Momente, wo ich mich schäme, eine ADHS zu haben. Ich habe diese Tatsache noch nicht vielen Menschen anvertraut. Ich verstecke es, obschon ich, wenn ich mit jemandem darüber sprechen kann – wie mit meiner Hausärztin oder meiner Schwester – große Erleichterung verspüre.

Manchmal sehne ich mich, mit betroffenen Personen Kontakt aufzunehmen, um auch aus ihren Erfahrungen und Problemen zu lernen. Es gibt Augenblicke, wo ich mich sehr alleine fühle. Vielleicht wäre es sinnvoll, mich einmal einer Selbsthilfegruppe anzuschließen. Doch bis jetzt fehlte mir dazu der Mut!

Vor einigen Wochen habe ich einige Sätze von einer ADHS-Betroffenen gelesen, deren Gedanken ich in meinen Worten wiederzugeben versuche. Es ist gut zu wissen, dass auch andere ähnlich fühlen:

«Meine Diagnose bedeutet für mich, dass mein mühsam aus Verdrängung, Vertuschung und Abschottung errichtetes Kartenhaus zusammengebrochen ist.

Meine Diagnose bedeutet für mich neue Kraft, neue Hoffnungen, neue Gedanken, neuen Mut, dazu gehören auch neuer Schmerz, neue Ängste, neue Gefühle.

Ich weiß, dass ich intensiv an mir arbeiten muss.

Meine Diagnose bedeutet für mich zu erkennen, dass bestimmte Dinge und Eigenarten, welche ich als positiv betrachte, nur Symptome waren.

Ich habe sehr lange mit einer unbehandelten ADHS gelebt. Ich habe so viel durchgemacht. Mir kommen die Tränen, wenn ich an die vielen Niederlagen und Ausgrenzungen denke. Ich bin so oft verletzt und erniedrigt worden, wurde bestraft, obwohl ich nichts dafür konnte. Manchmal werde ich wütend, dass man mich so lange leiden ließ, obwohl es in unserer Verwandtschaft weitere ADHS-Betroffene gibt.

Ich denke, dass es für mich sehr wichtig ist, solche Gefühle und Empfindungen loszulassen …»

16. Lisa: «Haben sie auch schon die Bekanntschaft mit sogenannten Simulatoren gemacht?»

Flugsimulatoren, Minenloren, oder Raumschiffe, die wild durchs All brettern?

Nun, Teile meines Lebens glichen solchen Situationen. Auf einem Stuhl angeschnallt, den Dingen ausgeliefert, die man zu sehen und zu hören bekommt, mit mehr oder weniger starken Schüttelaktionen verbunden. Freudig auf dem Höhepunkt der Achterbahn, ängstlich vorausahnend, was noch kommen mag. Nach jeder Talfahrt sich wünschend, endlich aussteigen zu können.

Als ich mit der Medikation von Ritalin begann, kam es mir so vor, als würde ich endlich aus meinem rasenden Gefährt aussteigen. Noch benommen von der ausgeprägten Fahrt, betrat ich neues Land. Ein Land, das ich oft nur im Vorbeiflitzen sah – oder eben nicht sah.

In Sitzungen, mit klopfendem Herzen und hochrotem Kopf, die Antwort auf die vorletzte Frage zu geben, ist nicht empfehlenswert. Doch genau solche Erfahrungen haben mein Leben geprägt. Als wären einige Drähte in meinem «Telefonnetz» miteinander vertauscht worden. Was wäre, wenn ein Bombenspezialist den falschen Draht durchschneiden würde?

In tiefgreifenden Gesprächen über Bilanzen, Debitoren und sonst allem Wichtigen erkannte ich die unglaubliche Fähigkeit einer Feder, minutenlang in der Luft zu tanzen, bevor sie den Boden erreichte. In solch einem Augenblick erreichte ich ebenfalls den «Boden». Worauf mich mein geliebter Ehegatte fragte: «Was meinst denn du dazu?»

Heute verstehe ich zwar rein «technisch» oft nur Bahnhof, doch beteilige ich mich aktiv am Gespräch, schweife kaum noch ab und lerne sogar noch Einiges dazu.

Bücher!

Bei diesem Thema fällt mir nur folgendes ein: Rasend schnell verschlungen, um das Gelesene nochmals zu lesen. Mit der Zeit eignete ich mir eine brauchbare Technik an; ich las mindestens drei Bücher gleichzeitig. Wenn es langweilig wurde, griff ich einfach zum nächsten Buch. Das bedingte allerdings, dass die Inhalte einigermaßen vom gleichen Thema handeln sollten. Ansonsten geriet meine kleine «Telefonistin» ins Schwitzen. Bücher lese ich heute lieber während der Wirkungsdauer des Medikaments. Es ist viel zeitsparender …

Kindererziehung!
Was soll ich dazu sagen? Jeder, der Kinder hat, weiß, wie man sich nach einem langen Tag fühlt. Manchmal kam ich mir vor wie ein Maurer, der morgens voller Elan mit Mörtel und Ziegelsteinen eine Mauer baut. Geduldig Stein um Stein, um die Mauer abends in einem Wutanfall wieder zu sprengen. Wer weiß welche Karriere mir als «Sprengmeisterin» entgangen ist …

Nach der wohl hundertsten Sprengung und nachdem bei unseren Kindern ein ADHS diagnostiziert wurde, entschloss ich mich, ebenfalls einen Arzt aufzusuchen.

Dies war wohl etwas vom besten, was ich in meinem Leben getan habe. Essen muss ich zwar immer noch selber. Aber erst jetzt sehe ich, dass es einfacher ist, eine Suppe mit dem Löffel zu essen.

Als Kind sah ich einmal einer alten Frau mit Parkinson zu – das ist diese Krankheit, die verhindert, dass die Suppe in den Mund gelangt, ohne unterwegs verloren zu gehen.

Sehen Sie, so ähnlich fühlte ich mich an vielen Tagen meines Lebens. Es gelang mir nicht immer, das alles mit viel Humor zu nehmen. «Immerhin benützt du jetzt ein Messer, um das Brot zu schneiden», bemerkte mein Mann eines Tages trocken. Ja klar, dachte ich. Früher riss ich hastig das eine Ende ab, um es mir in den Mund zu stopfen. Ich hielt es für eine Zeitverschwendung, noch ein Messer heraus zu kramen – wie ein gehetztes Reh auf der Flucht.

Ich bin zwar eine enthusiastische, impulsive Person. Deshalb verwundert es nicht, dass ich ob der vielen kleinen und großen Dingen, die sich in meinem Leben verändert haben, absolut begeistert bin. Doch auch dem härtesten Kritiker in meiner Umgebung ist so manche positive Veränderung aufgefallen.

Wie schon erwähnt, «essen» muss ich immer noch selber. Aber es macht viel mehr Spaß.

Manchmal kommt es mir sogar so vor, als würde ich klarer sehen. Staunend, nicht mehr so viel zu vergessen, den Überblick zu haben, über schnellere geordnete Gedankenabläufe zu verfügen, wachsam und doch nicht so reizbar zu sein.

All das prägt nun mein neues Leben. An meiner Sensibilität habe ich im Gegensatz zu meiner Reizbarkeit nichts verloren.

Sie müssen sich ein Mischpult vorstellen. Wenn sie sämtliche Stimmen und Instrumente gleich laut einstellen, dann ergibt das eine fürchterliche Katzenmusik. Die einzelnen Stimmen oder Instrumente werden kaum wahrgenommen, und wenn, dann nur als schrecklicher Störfaktor.

In meinem Kopf schien manchmal auch Vieles gleich laut zu sein. So konnte es mich in den Wahnsinn treiben, wenn im Kino die Person in der übernächsten Reihe ein Bonbon auspackte.

Auch mochte ich es nicht besonders, wenn meine Mutter mir übers Haar strich. Nicht etwa wegen der Frisur (die war eh auf Sturm eingestellt), sondern weil ich auch hier jede Berührung gleichermaßen empfand.

An den Tagen vor den Tagen wurde alles noch auf «highspeed» eingestellt. Der Frauenarzt diagnostizierte fälschlicherweise eine außergewöhnlich frühe Menopause. Er verschrieb mir Hormone, die meine Situation mit einigen Nebenwirkungen des Medikamentes bereicherten. Nach kurzer Zeit setzte ich sie wieder ab und ich war die Nebenwirkungen wieder los.

Mit der Einnahme von Ritalin, hat sich erstaunlicherweise auch mein Zustand vor der Menstruation gebessert. Zwar habe ich den Eindruck, dass es etwa eine halbe Stunde weniger lang wirkt, aber es ist absolut kein Vergleich zu vorher.

Ich bin ausgeglichen und habe meine Launen besser im Griff. Mein Haushalt ist meistens gemacht, mein Mann und die Kinder haben mehr von mir. Ich fühle mich nicht ständig unter Druck und habe mehr Kapazität, etwas für mich zu tun, oder mich mit jemandem zu verabreden (was ich allerdings nicht sehr oft tue).

Auf die Frage, ob ich traurig sei, dass ich erst jetzt in den Genuss komme, wie es anders sein kann, habe ich nur eine Antwort: «Non, je ne regrette rien!» (Edith Piaf).

Vielleicht ein klitzekleines Bisschen, aber die Freude, dass es nur noch besser werden kann, überragt allen Kummer der Vergangenheit. Ich kannte es ja nicht anders und vieles habe ich akzeptiert und mich so gut es ging arrangiert. Auch habe ich versucht meinem Schöpfer dankbar zu sein für so viel Gutes in meinem Leben.

Man kann es ja auch von einer ganz anderen Warte aus betrachten. Dass es nämlich wunderbar ist, «schon» jetzt diese Erfahrungen zu machen, und dass auch unseren Kindern so Manches erspart bleibt.

200 Frauen auf ADHS abgeklärt: eine Analyse

In einem Zeitraum von 8 Jahren (1995–2003) habe ich in meiner Praxis 200 Frauen (und 185 Männer) auf eine mögliche ADHS abgeklärt, diese waren im Alter zwischen 18 und 63 Jahren.

Die Mehrheit der Patientinnen wurde mir von Haus- und Kinderärzten, Psychiatern und Psychologen zugewiesen mit der Fragestellung: ADHS? Einige Patientinnen kamen auch nach der Lektüre über die ADHS bei Erwachsenen oder hatten sich im Internet kundig gemacht. Sie vermuteten selbst ihre Diagnose, andere wiederum kamen als betroffene Mütter von ADHS Kindern.

Von diesen 200 Patientinnen habe ich bei 156 die Diagnose einer ADHS gestellt. 34 Patientinnen entsprachen nicht den Kriterien einer ADHS, bei 8 Patientinnen konnte ich keine klare Diagnose stellen, wobei es sich meist wahrscheinlich um «Residualzustände» handelte, das heißt in der Kindheit waren ADHS Symptome vorhanden, die sich aber im Erwachsenenalter als nicht mehr relevant präsentierten.

Bei 2 Patientinnen habe ich eine Borderline Persönlichkeitsstörung diagnostiziert. Es gibt viele Symptome, die sich bei ADHS und Borderline Persönlichkeitsstörung überschneiden, eine genaue Differentialdiagnose drängt sich daher auf, da diese therapeutische Konsequenzen nach sich zieht. Es ist durchaus möglich, dass Verhaltensstörungen im Kindesalter ein Risikofaktor für die spätere Entwicklung einer Persönlichkeitsstörung darstellen. Zudem sind aber auch gestörte frühkindliche Beziehungen sowie traumatische Erlebnisse ausschlaggebend. Patientinnen mit einer Borderline-Persönlichkeitsstörung weisen im Gegensatz zu ADHS Patientinnen ein tiefgreifendes Muster von gestörter Emotionalität in den zwischenmenschlichen Beziehungen auf.

Die ADHS ist häufig mit anderen psychiatrischen Krankheitsbildern kombiniert. Die Häufigkeit der Komorbiditäten variiert in den

Literaturangaben und bezieht sich vornehmlich auf Kinder. Für die Komorbidität von ADHS

- mit Depressionen wird eine Zahl zwischen 20 bis 30% genannt,
- mit Angststörungen ebenfalls 20 bis 30%,
- mit bipolaren Störungen 15%,
- mit Verhaltensstörungen und Oppositionellem Verhalten (vor allem bei Knaben!) 30 bis 50%,
- mit Teilleistungsstörungen 20 bis 30%,
- mit Zwangsstörungen 10 bis 30%,
- mit Suchtmittelmissbrauch und Abhängigkeit bis zu 50%.

In meiner Praxis konnte ich bei den 156 diagnostizierten ADHS-Patientinnen diese Befunde eigentlich bestätigen:

39 Patientinnen litten zusätzlich an einer Depression (3 an saisonalen Depressionen).

18 Patientinnen litten an einer Essstörung (1 an einer Anorexie = Magersucht, 3 an Bulimie = Ess-Brechsucht, die restlichen 14 Patientinnen zeigten ein unkontrolliertes Essverhalten und entsprechende Übergewichtigkeit).

11 Patientinnen litten an einer Angststörung

23 Patientinnen wiesen einen Suchtmittelmissbrauch auf. Viele solcher Patientinnen hatten in ihrer Jugend Drogen (Cannabis, Kokain, Heroin) konsumiert und waren während der Schwangerschaften abstinent geworden.

Alkohol und ein hoher Nikotinkonsum (mehr als 1 Päckchen Zigaretten täglich) stellten auch zur Zeit der Vorstellung in der Praxis bei vielen Patientinnen weiterhin ein großes Problem dar.

Hervorzuheben ist auch die Tatsache, dass es fließende Übergänge gibt zwischen den Depressionen und den Angststörungen.

Praktisch alle meine Patientinnen klagten über Schlafstörungen sowie prämenstruelle Beschwerden.

Somatische Beschwerden, das heißt körperbezogene Schmerzen, wurden sehr unterschiedlich angegeben, meistens standen diese mit der allgemeinen psychischen Befindlichkeit in Zusammenhang.

Im Vergleich zu der in etwa gleich großen Zahl durchgeführten Abklärungen von Männern fällt auf, dass bei Frauen vor allem die

Kombination mit Depressionen, Angststörungen und Essstörungen vermehrt vorkommt.

Die Therapie richtete sich jeweils nach den im Vordergrund stehenden Beschwerden.

Bei 101 Patientinnen habe ich Stimulanzien eingesetzt, zum Teil allein, zum Teil in Kombination mit Antidepressiva.

2009: Die Zahl meiner Patientinnen ist im Laufe der Jahre stark angestiegen, die prozentualen Zahlen und die Aussagen zu den komorbiden Störungen, d. h. zu Begleiterkrankungen, kann ich jedoch weiterhin bestätigen.

Schlussbemerkungen

Manchmal

Manchmal
spricht ein Baum
durch das Fenster
mir Mut zu.

Manchmal
leuchtet ein Buch
als Stern
auf meinem Himmel.

Manchmal
ein Mensch
den ich nicht kenne
der meine Worte
erkennt.

Rose Ausländer

Frauen sind heutzutage mehr denn je mit sehr hohen Anforderungen konfrontiert. Es ist ein Balanceakt, gleichermaßen für Familie, Ausbildung und Erwerbstätigkeit bemüht zu sein. Die traditionellen Rollenbilder halten sich mit einer Beharrlichkeit, die uns Frauen weiterhin zu einem tagtäglichen Überlebenskampf zwingt.

Frauen und Männer sind glücklicherweise (!) unterschiedlich, es gibt geschlechtstypische Veranlagungen, das heißt aber nicht, dass Frauen ihren individuellen Fähigkeiten entsprechend nicht die Chance zu ihrer «Selbstverwirklichung» bekommen dürfen.

Vor kurzer Zeit erhielt mein Mann einen Brief einer Medizinstudentin: «Was zur Zeit sehr an mir nagt, ist diese Ungerechtigkeit in der Medizin, die Frauen in diesem Metier immer noch widerfährt.

Eine meiner Kolleginnen wurde im Bewerbungsgespräch auf der Chirurgie gefragt, ob sie überhaupt einen Radreifen wechseln könne. Einer anderen Kollegin, die sich auf der Gynäkologie bewarb, wurde gesagt, sie stehe mit ihrem Ausbildungsziel als Gynäkologin der Laufbahn ihres Mannes im Weg. Mir sagte der Chefarzt, dass seit so viele Frauen in der Gynäkologie tätig seien, die Qualität dieses Faches und der Betreuung der Patientinnen drastisch abnehme. Ein anderer Chefarzt meinte, dass Frauen nichts in der Medizin zu suchen hätten. Und es ist selbstverständlich, dass wir bis auf eine Ausnahme immer gefragt wurden, ob wir in der nächsten Zeit Kinder haben wollten, obwohl dies rechtlich gar nicht gefragt werden darf. Mit dem Entscheid, Medizin studieren zu wollen, sollten wir Frauen uns am besten mit 20 Jahren hysterektomieren lassen und den Operationsbericht gleich den Bewerbungsunterlagen beilegen …».

Ähnliches ist auch mir widerfahren, als ich seinerzeit Assistenzärztin war.

Um Gleiches zu erreichen wie Männer müssen Frauen einen viel größeren Aufwand betreiben und auch dann ist noch nicht sicher, ob dieser Aufwand von Erfolg gekrönt sein wird.

Frauen mit einer Aufmerksamkeitsdefizit/Hyperaktivitätsstörung tun sich noch viel schwerer, mit den Belastungen fertig zu werden. Wir haben anhand der Lebensläufe einige dieser Frauen kennen gelernt. Sie haben verschiedenste Aufmerksamkeitsdefizite, sind impulsiv, eventuell auch hyperaktiv und leiden unter Stimmungsschwankungen. Sie sind besonders offenherzig und auch das kommt nicht immer gut an. Immanuel Kant hat dazu schon vor langer Zeit gesagt: «Die Menschen würden voneinander laufen, wenn sie sich immer in äußerster Offenheit einander gegenüber erblicken sollten».

Unter den ADHS-Betroffenen sind oft intelligente und kreative, immer warmherzige und feinfühlige Frauen, die durchaus qualifiziert sind, etwas aus ihrem Leben zu machen. Einigen ist es auch geglückt, viele sind typischerweise in sozialen Berufen tätig, als Krankenschwestern, Sozialarbeiterinnen, Psychologinnen oder Ärztinnen, andere sind auf der Strecke geblieben (und werden bis heute kaum als ADHS-Betroffene erfasst!). Psychiater, Psychologen, Ärzte aller Fachrichtungen möchte ich aufrufen, sich vermehrt diesen Frauen zuzuwenden. Es sollte nicht dem Zufall überlassen bleiben, dass nur «manchmal» ADHS-betroffene Frauen erfasst werden.

Eine richtige und möglichst frühzeitige Diagnosestellung und die entsprechende Therapie würden viel Leid lindern. Dabei geht es nicht nur um die einzelne Frau, auch Partner, Kinder, die ganze Familie und das Arbeitsumfeld würden gleichermaßen an Lebensqualität gewinnen.

Unbegreiflich für mich ist der Umstand, dass die Laienpresse und leider auch mancherorts die Fachpresse die Diagnose einer ADHS als «Modediagnose» abtut, die zahlreichen wissenschaftlichen Hintergründe nicht wahrhaben will und die Behandlung mit Stimulanzien kritisiert und als gefährlich darstellt.

So wie ich mich um eine gute Medizin bemühe, sollten, wie ich meine, auch Journalisten seriös und umfassend recherchieren.

Emotionen stehen sowohl bei psychischen wie auch bei körperlichen Störungen im Vordergrund; sie spielen im therapeutischen Prozess eine wichtige Rolle. Sie sind es, die echte Veränderungsprozesse in Gang bringen können. Jeder von uns steht im Kampf zwischen Wünschen und Wollen, dem Streben nach Glücklichsein und dem Nachdenken, der Besinnung und Einsicht. Es ist unsere Aufgabe als Therapeuten/innen, Hilfestellung anzubieten und Betroffene auf ihrem Weg zu begleiten, welcher es ihnen ermöglicht, ein möglichst hohes Maß an Zufriedenheit zu erlangen.

Das Schlusswort soll eine meiner Patientinnen haben:

«Bei der Überquerung einer Schlucht habe ich meistens eine Brücke gefunden und in der Talsohle einen Weg nach oben gesucht. Ab und zu musste ich länger in der feuchten Schlucht bleiben. Dort habe ich aber auch Erfahrungen gesammelt und eine Stärke in mir entdeckt, welche mich die aussichtsreichen Berggipfel mehr genießen lässt. Ich kann nun den Gipfelabstieg «trittsicherer» in Angriff nehmen – ohne gleich unten in der Schlucht mit voller Wucht aufzuschlagen. Und ist es trotzdem mal wieder so weit, so weiß ich, dass ich auch wieder nach oben finde.»

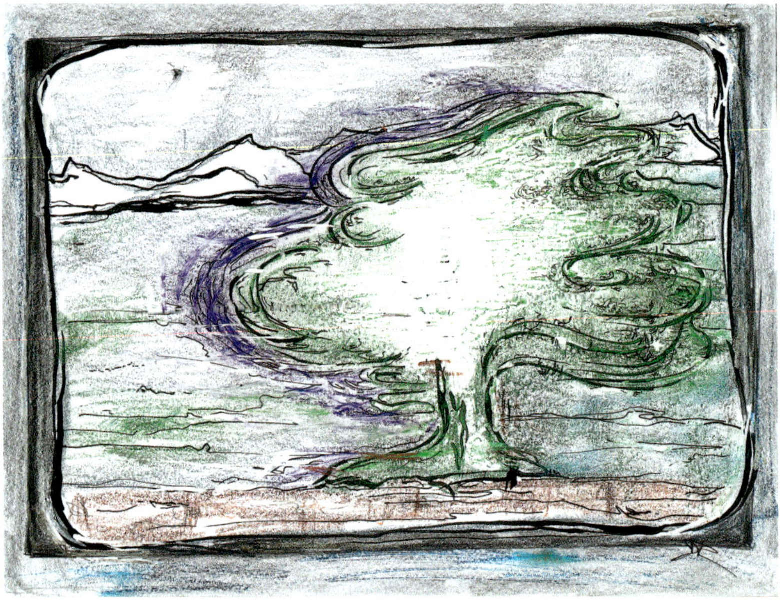

«Der Baum der Erkenntnis»

Literaturverzeichnis

Es werden in diesem Verzeichnis nur die Quellen genannt, welche in diesem Buch zur Verwendung gekommen sind. **Die für Betroffene empfohlene Lektüre ist fett gedruckt.**

Arcia E., Conners K.(1998). Gender Differences in ADHD? J.of Develop. and Behav. Pediatrics, 77–83.

Ausländer Rose (1980). Einverständnis, Gedichte. Pfaffenweiler Presse, Pfaffenweiler.

Backhaus J., Riemann D. (1999). Schlafstörungen. Hogrefe, Göttingen, Bern, Toronto, Seattle.

Balken J. (2003). Hypnose et Psychothérapie. L'Harmattan, Paris.

Barkley R.A. (2002). Das grosse ADHS-Handbuch für Eltern. Hans Huber, Bern, Göttingen, Toronto, Seattle.

Barkley R. (2006) Attention Deficit Hyperactivity Disorder. A Handbook for Diagnosis and Treatment. 3. Aufl.. The Guilford Press, New York, London.

Barkley R., Murphy K. & Fischer M. (2008) ADHD in Adults. What the Science says. The Guilford Press, New York.

Baumann U., Perrez M. (1998). Lehrbuch Klinische Psychologie – Psychotherapie. 2. Aufl. H. Huber, Bern, Göttingen, Toronto, Seattle.

Beerwerth C. (2007) Suche dir Menschen, die dir guttun. Coaching für Erwachsene mit ADS. Kreuz-Verlag, Stuttgart.

Beerwerth W. (2006) ADS, das kreative Chaos. Kreuz Verlag, Stuttgart.

Bernau S. (2003). Alles über ADS bei Erwachsenen. Herder spektrum, Freiburg im Breisgau.

Biedermann J. (1994). Gender Differences in a Sample of Adults With Attention Deficit Hyperactivity Disorder. Psychiatry research 13–29.

Bischof-Köhler D. (2002). Von Natur aus anders. Die Psychologie der Geschlechtsunterschiede. Kohlhammer, Stuttgart.

Brown T. E. (2000). Attention Deficit Disorders and Comorbidities in Children, Adolescents and Adults. American Psychiatric Press, Washington.

Brown T. E. (2001), Attention-Deficit Disorder Scales for Children and Adolescents, The Psychological Corporation, San Antonio.

Brown T. E. (2005) Attention Deficit Disorder. The Unfocused Mind in Children and Adults. Yale University Press, New Haven.

Bundesverband Aufmerksamkeitsstörung/Hyperaktivität (BV-AH) e.V.(Hrsg.) (2004) ADHS wird erwachsen … was tun? Bundesverband Aufmerksamkeitsstörung/Hyperaktivität e.V., Forchheim.

Butler G. (2002). Schüchtern – na und? Hans Huber, Bern Göttingen, Toronto, Seattle.

Claus D., Aust-Claus E. (2002). A.D.S. Das Erwachsenen-Buch. ObersteBrink Verlag, Ratingen.

Domin Hilde (1987). Gesammelte Gedichte. S. Fischer, Frankfurt am Main.

DSM IV (1996). Diagnostisches und Statistisches Manual Psychischer Störungen. Hogrefe, Göttingen, Bern, Toronto, Seattle.

Ebert D., Krause J., Roth-Sackenheim C. (2003). ADHS im Erwachsenenalter. Leitlinien auf der Basis eines Expertenkonsensus mit Unterstützung der DGPPN. Der Nervenarzt 10., 939–946.

Fairburn Ch.G. (2002). Cognitive Behavioural Therapy in the Treatment of Eating Disorders. IKTP- Workshop, März 2002, Zürich.

Finkel M. (2003). Assessment in Clinical Practice. 1. European Conference on ADHD and Comorbidities in Adults. 27–29.8.03 Oslo, Norway.

Fitzner Th., Stark W. (Hrsg.) (2000). ADS: verstehen – akzeptieren – helfen. Beltz, Weinheim und Basel.

Fitzner T., Stark W. (Hrsg.) (2004) Doch unzerstörbar ist mein Wesen ... Belz Taschenbuch, Weinheim/Basel.

Gaub M., Carlson C. (1997). Gender Differences in ADHD: A Meta-Analysis and Critical Review. J. Am. Acad. Child Adolesc. Psychiatry, 1036–1045.

Goethe J.W. (1965). «Egmont» in Goethe Werke, Zweiter Band, Insel Verlag.

Gordon M., McClure D. (2008) The Down and Dirty Guide to Adult ADHD. 2. Aufl. DeWitt, GSI Publications, NY.

Hallowell E. M., Ratey J. J. (2003). Zwanghaft zerstreut oder die Unfähigkeit, aufmerksam zu sein. Rowohlt, Reinbeck.

Hallowell E. M., Ratey J. J. (2005) Delivered from Distraction. Ballantine Books, New York.

Hartmann T. (2004) ADHS als Chance begreifen. Schmidt-Römhild, Lübeck/Berlin.

Hautzinger Martin (1998). Depression. Hogrefe, Göttingen, Bern, Toronto, Seattle.

Heigl-Evers A., Ott J. (1998). Die psychoanalytisch-interaktionelle Methode. Vandenhoeck & Ruprecht, Göttingen.

Holsboer-Trachsel E., Vanoni Ch. (2003). Depression in der Praxis.Socio-medico Verlag, Wessobrunn.

Kasper S. (1998). Angsterkrankungen. MMV Medizin Verlag München.

Kolberg J., Nadeau K. (2002). ADD-Friendly ways to organize your life. Brunner-Routledge, New York and Hove.

Krause J., Krause K.-H. (2009) ADHS im Erwachsenenalter. 3. Auflage, Schattauer, Stuttgart, New York.

Margraf J. (Hrsg.) (2003). Lehrbuch der Verhaltenstherapie. 2. Aufl. Springer. Berlin, Heidelberg, New York.

Margraf J. Verhaltenstherapeutische Möglichkeiten bei Depressionen und Angsterkrankungen. 2. SB-Symposium. August 2000, Colmar.

Müller G., Hoffmann K. (2002). Systemisches Coaching. Carl Auer Systeme, Heidelberg.

Nadeau K., Littmann E., Quinn P. (1999). Understanding Girls with AD/HD. Advantage Books, Silver Spring.

Nadeau K., Quinn P. (2002). Understanding Women with AD/HD. Advantage Books, Silver Spring.

Neuhaus C. (2001). Hyperaktive Jugendliche und ihre Probleme. Urania, Berlin.

Neuhaus C. (2001) Das «Träumerchen», Schriftenreihe MEDICE, D-58638 Iserlohn.

Neuhaus C. (2007) ADHS bei Kindern, Jugendlichen und Erwachsenen. Kohlhammer, Stuttgart.

Neuy-Bartmann A. (2005) ADS. Erfolgreiche Strategien für Erwachsene und Kinder. Klett-Cotta, Stuttgart.

Newcorn J. et al. (2001). Symptom Profiles in Children With ADHD: Effects of Comorbidity and Gender. J. Am. Acad. Child Adolesc. Psychiatry, 137–146.

Novotny M. (1999). What does everybody else know that I don't: Social Skill Help for Adults with Attention Deficit Hyperactivity Disorders. Special Press, Plantation, Florida.

Pera G. (2008) Is It You, Me, or Adult A.D.D. 1201 Alarm Press, San Francisco, CA.

Quinn P., Nadeau K. (2002). Gender Issues and ADHD. Research, Diagnosis and Treatment. Advantage Books, Silver Spring.

Quinn P. (2003). What is preventing More Girls from Being Diagnosed and Treated for AD/HD? CHADD Conference, Denver, Colorado, 2003.

Quinn P. (2003). Social and Behavioral Issues for Girls with AD/HD. CHADD Conference, Denver, Colorado, 2003.

Ramsay J. R., Rostain A. L. (2008) Cognitive-Behavioral Therapy for Adult ADHD: An Integrative Psychosocial and Medical Approach, Taylor & Francis, New York.

Ratey N. et al. (2001). The Guiding principles for Coaching Individuals with Attention Deficit Disorders. National ADDA.

Ratey J. (1998). Shadow Syndromes. Bantam Books, New York.

Resnick R. J.(2004) Die verborgene Störung. ADHS bei Erwachsenen. Klett-Cotta, Stuttgart.

Richardson W. (1997). A.D.D. & Addiction. Pinon, Colorado Springs.

Rief W., Hiller W. (1998). Somatisierungstörung und Hypochondrie. Hogrefe, Göttingen, Bern, Toronto, Seattle.

Robin A.L. (2001). How to manage time and organize your life. CHADD Conference Anaheim, California, 2001.

Ryffel-Rawak D. (2001). ADS bei Erwachsenen. 2. Aufl. Hans Huber, Bern, Göttingen, Toronto, Seattle.

Ryffel-Rawak D. (2003). Wir fühlen uns anders! Wie betroffene Erwachsene mit ADS/ADHS sich selbst und ihre Partnerschaft erleben. Hans Huber, Bern, Göttingen, Toronto, Seattle.

Ryffel-Rawak D. (2003). Coaching bei ADHS. Fa. Wyeth, Zug.

Ryffel-Rawak D. (2007) ADHS und Partnerschaft: Eine Herausforderung. Huber, Bern.

Ryffel D. und M. (2004). Ein Leben lang zerstreut: «Hans-Guck-in-die-Luft und Zappelphilipp» werden erwachsen, Primary Care Vol 8, 144–150; Vol 9, 177–181; Vol 10, 197–198.

Ryffel M. (2003). Langzeiterfahrungen mit Stimulanzien bei ADHS: Empfehlungen für die Praxis. Forum der Kinder- und Jugendpsychiatrie und Psychotherapie. 13, 27–47.

Ryffel M. (1999). Wann und warum helfen Medikamente? In Thierstein Cl.: Unruhige, unkonzentrierte und auffällige Kinder im Alltag POS,ADS und HKS. 2. Aufl. Haupt, Bern.

Peurifoy R.Z. (2002). Angst, Panik und Phobien. Ein Selbsthilfe-Programm. 2. Auflage. Hans Huber, Bern, Göttingen, Toronto, Seattle.

Schöpf J. (2002). Angstkrankheiten und ihre Therapie. Steinkopf, Darmstadt.

Simchen H. (2003). Die vielen Gesichter des ADS. Kohlhammer, Stuttgart.

Sobell L. (2003). Motivational Interviewing. IKTP-Workshop, Juni 2003, Zürich.

Solden S. 1995). Women with Attention Deficit Disorder. Underwood Books, Grass Valley, California.

Solden S. (1999). Die Chaosprinzessin. BV-AH e.V. Forchheim.

Solden S. (2002). Journeys through ADDulthood. Walker & Company, New York.

Stahl S.M. (2000). Essential Psychopharmacology. Cambridge University Press, Cambridge UK.

Wender P. (2002). Aufmerksamkeits- und Aktivitätsstörungen bei Kindern, Jugendlichen und Erwachsenen. Kohlhammer, Stuttgart.

Weiss L. (2003). ADS im Job. Brendow, Moers.

Woggon B. (1998). Ich kann nicht wollen. Berichte depressiver Patienten. Hans Huber, Bern, Göttingen, Toronto, Seattle.

Woggon B. (1999). Niemand hilft mir! Behandlungsprotokolle angeblich unheilbarer psychiatrischer Patienten. Hans Huber, Bern, Göttingen, Toronto, Seattle.

Yehuda R., Davidson J. (2000). Posttraumatic Stress Disorder.Science Press, London.

Websites

www.adhs-deutschland.de
www.juvemus.de
www.adapt.at
www.elpos.ch
www.sfg-adhs.ch

Selbsthilfegruppen

Deutschland:
ADHS Deutschland e.V.
Selbsthilfe für Menschen mit ADHS
Rapsstraße 61
13629 Berlin
Tel: 030-85 60 59 02
Fax: 030-85 60 59 70
www.adhs-deutschland.de

JUVEMUS Vereinigung zur Förderung von Kindern und Erwachsenen mit Teilleistungsschwächen e.V.
Brückenstraße 25
56220 Urmitz
Tel: 02630-989716
www.juvemus.de

Österreich:
ADAPT Arbeitsgruppe zur Förderung von Personen mit ADHS
Kohlmarkt 12/13
1010 Wien
www.adapt.at

Schweiz:
elpos Schweiz
Verein für Eltern und Bezugspersonen von Kindern und Erwachsenen mit POS/AD(H)S
Sekretariat
Affolternstrasse 125
8050 Zürich
www.elpos.ch

adhs20+
Schweizerische Info- und Beratungsstelle für Erwachsene mit ADHS
Bahnhofstrasse 15
5600 Lenzburg
www.adhs20plus.ch